# AUTO TERAPIA

Descubre al Mejor Terapeuta del Mundo - Tu Mismo

## STEFAN DEL CASTILLO

**© Copyright 2022 – Stefan del Castillo - Todos los derechos reservados.**

Este documento está orientado a proporcionar información exacta y confiable con respecto al tema tratado. La publicación se vende con la idea de que el editor no tiene la obligación de prestar servicios oficialmente autorizados o de otro modo calificados. Si es necesario un consejo legal o profesional, se debe consultar con un individuo practicado en la profesión.

- Tomado de una Declaración de Principios que fue aceptada y aprobada por unanimidad por un Comité del Colegio de Abogados de Estados Unidos y un Comité de Editores y Asociaciones.

De ninguna manera es legal reproducir, duplicar o transmitir cualquier parte de este documento en forma electrónica o impresa.

La grabación de esta publicación está estrictamente prohibida y no se permite el almacenamiento de este documento a menos que cuente con el permiso por escrito del editor. Todos los derechos reservados.

La información provista en este documento es considerada veraz y coherente, en el sentido de que cualquier responsabilidad, en términos de falta de atención o de otro tipo, por el uso o abuso de cualquier política, proceso o dirección contenida en el mismo, es responsabilidad absoluta y exclusiva del lector receptor. Bajo ninguna circunstancia se responsabilizará legalmente al editor por cualquier reparación, daño o pérdida monetaria como consecuencia de la información contenida en este documento, ya sea directa o indirectamente.

Los autores respectivos poseen todos los derechos de autor que no pertenecen al editor.

La información contenida en este documento se ofrece únicamente con fines informativos, y es universal como tal. La presentación de la información se realiza sin contrato y sin ningún tipo de garantía endosada.

El uso de marcas comerciales en este documento carece de consentimiento, y la publicación de la marca comercial no tiene ni el permiso ni el respaldo del propietario de la misma.

Todas las marcas comerciales dentro de este libro se usan solo para fines de aclaración y pertenecen a sus propietarios, quienes no están relacionados con este documento.

# Índice

Introducción — vii

1. Terapia Cognitivo-Conductual — 1
2. Activar El Comportamiento — 7
3. La Experiencia Tcc — 19
4. ¿Cómo Identificar Patrones De Pensamiento Negativos? — 27
5. Rompe Los Patrones De Pensamiento Negativo — 39
6. ¿Cómo Identificar Tus Creencias Fundamentales? — 49
7. Cambia Tus Creencias Fundamentales — 59
8. Elimina La Dilación Y Supera La Preocupación, El Miedo Y La Ansiedad — 71
9. Práctica La Atención Plena — 83
10. Manejo De La Ira Excesiva — 93
11. Haz Un Cambio De Ti Mismo — 105
12. Romper Las Conexiones Tóxicas — 117
13. ¿CÓMO PRACTICAR LA TCC EN TU VIDA COTIDIANA? — 127
14. Desarrolla Una Mentalidad Positiva — 139
15. Identifica Tus Metas — 151

Conclusión — 159

## Introducción

La Terapia Conductual Cognitiva (TCC) se formuló hace unos cuarenta años para ayudar a tratar a las personas que sufren de depresión. Con el paso de los años, muchas de las técnicas y pasos desarrollados en la TCC para manejar la depresión se han aplicado a un conjunto más amplio de trastornos mentales y emocionales.

La TCC ha pasado a tratar el trastorno límite de la personalidad, el trastorno bipolar, los problemas de ira, el abuso de alcohol y drogas, la depresión infantil, los conflictos conyugales o maritales, el insomnio, los trastornos alimenticios, el miedo al dentista, todo tipo de fobias sociales y la ansiedad generalizada. Esa es una lista larga. Es fácil ver por qué la terapia cognitivo-conductual se ha expandido bastante porque hay una gran cantidad de ciencia e historias de éxito detrás de ella.

El mundo de la psicología y la psiquiatría se ha desarrollado en dos pistas. Siempre ha habido un componente de "terapia de conversación" para tratar los trastornos mentales, emocionales y de la personalidad. Sin embargo, hace relativamente poco tiempo, más y más médicos se han apoyado en tratamientos biológicos o cableados que involucran una variedad de compuestos químicos.

Todo esto se hizo popular cuando el popular antidepresivo llamado "prozac" entró en la escena mundial de la salud mental. En ese momento, mucha gente pensaba que la depresión era solo otra enfermedad, algo así como la gripe. Cuando tienes un resfriado, te tomas una pastilla.

Cuando estás deprimido, tomas medicamentos.

Esto condujo a una explosión masiva en las recetas de medicamentos contra la ansiedad y la depresión. Si estudias los diez medicamentos más recetados en los Estados Unidos, los antidepresivos y los ansiolíticos siempre encontrarás una gran lista.

Esto ha provocado muchas alarmas porque estos productos químicos tienen un impacto tremendo en la química cerebral de los pacientes. Sin una visión adecuada y con un uso prolongado, pueden tener efectos a largo plazo en las funciones mentales de los pacientes.

Es por eso que ha habido un interés renovado e intensificado en enfoques más naturales de los problemas de personalidad, emocionales y psicológicos. La terapia cognitivo-conductual puede funcionar con antidepresivos, ansiolíticos y otros medicamentos.

## Introducción

Sin embargo, los pacientes estarían mejor si se usara un enfoque completamente libre de químicos. La persona a la que a menudo se le atribuye el mérito de ser el pionero de la terapia cognitivo-conductual es a un doctor estadounidense, presidente del Instituto para la Terapia Cognitiva, también profesor de psiquiatría en la Universidad de Pensilvania llamado Aaron Beck.

El doctor centró la mayor parte de su investigación en el estudio de la depresión. En particular, quería ver la conexión entre la depresión y la cognición o la capacidad de las personas deprimidas para percibir su realidad. Se dio cuenta de que había todo un vínculo entre la depresión y el pensamiento cognitivo de las personas.

Antes del doctor, la idea predominante era que la depresión ocurre y conduce a pensamientos negativos. Él invirtió el proceso. Dijo que si el estado cognitivo individual del paciente era positivo, entonces se puede superar la depresión. Puede ir al revés, en lugar de suponer que si una persona está deprimida puede conducir a pensamientos negativos, y no muchas personas pueden hacerlo.

Este fue un gran avance porque condujo a la premisa central de la terapia cognitivo-conductual, que consiste en controlar cómo se piensa. Puede parecer que tu estado mental deprimido es automático. Puede parecer que no tienes mucho control sobre él. Aún así, al tomar el control de su capacidad para interpretar lo que significan las cosas en tu vida, puede detener ese deslizamiento emocional negativo hacia la tristeza, la melancolía y, en última instancia, la depresión.

El trabajo pionero del doctor sentó las bases para la terapia cognitivo-conductual, que ha crecido a pasos agigantados y ahora se aplica a una gran cantidad de disfunciones y trastornos.

## 1

## Terapia Cognitivo-Conductual

La terapia cognitivo-conductual es una técnica que utilizan las personas para cambiar y transformar su vida.

La mayoría de nuestras decisiones y logros se basan en nuestros pensamientos. Nuestros pensamientos influyen en nuestros comportamientos. Como tal, si entendemos nuestros pensamientos, podemos cambiarlos y, en consecuencia, nuestras acciones. La terapia cognitivo-conductual ha ayudado a las personas a lidiar con el estrés, la depresión, las relaciones complicadas, el dolor, los trastornos de pánico, los trastornos de ansiedad generalizada, los conflictos matrimoniales, las fobias dentales, los trastornos de estrés postraumático, los trastornos alimenticios, el insomnio y una variedad de otros trastornos mentales y físicos.

Usaremos la terapia cognitivo-conductual para identificar los pensamientos que provocan trastornos como la depresión y la ansiedad, aprender a lidiar con los pensamientos negativos y combatir el estrés, la ira y la depresión.

Usando la terapia cognitivo-conductual primero evaluaremos nuestras creencias, es decir, cómo interpretamos los eventos de nuestra vida, cómo nos comportamos debido a nuestros pensamientos y, finalmente, cómo nos sentimos.

La ventaja más significativa de la terapia cognitivo-conductual es que está orientada a objetivos y se centra en problemas específicos. En segundo lugar, es conveniente y hay que participar plenamente para obtener los resultados esperados. En tercer lugar, se centra en los desafíos, pensamientos y comportamientos diarios. Otra ventaja es que sabrás lo que quieres conseguir y cómo puedes conseguirlo.

Ten en cuenta que la terapia cognitivo-conductual se centra en pensamientos, sentimientos, creencias y actitudes; por lo tanto, se te pedirá que te enfrentes a algunas de las cosas de las que tu mente desea tanto escapar.

Puede que tengas que enfrentarte a tus miedos, pensarlos de forma gradual.

### *Las cosas que podrás identificar incluyen:*

- Los pensamientos inútiles que pueden conducir a problemas psicológicos,
- Los comportamientos inútiles que están afectando negativamente tu vida,
- Mejores pensamientos, hábitos y creencias que agregarán valor a su vida,
- Los nuevos patrones que aplicas en tu vida para aliviar las condiciones mentales y físicas e incluso ayudarte a actuar mejor.

¿Sabías que la mayoría de tus problemas surgen principalmente del significado que le das a los eventos o situaciones? Si tienes pensamientos que no te ayudan a ti mismo, te resultará difícil funcionar bien en diferentes condiciones.

La terapia cognitivo-conductual tendrá un impacto positivo en cómo actúas y cómo te sientes. También te proporcionará las habilidades y estrategias adecuadas para afrontar los desafíos.

## Niveles de pensamientos en TCC

La terapia cognitivo-conductual reconoce tres tipos principales de pensamientos, a saber, pensamientos automáticos, suposiciones y creencias. La terapia cognitivo-conductual explica que nuestras creencias centrales son las causas de nuestras premisas, las cuales, a su vez, inician nuestras ideas intuitivas y, en consecuencia, nuestras emociones.

. . .

Las creencias fundamentales son las centralidades generales que usamos para evaluar los estándares que establecemos para nosotros mismos, otras personas y el mundo.

Nuestras creencias centrales se forman típicamente en la etapa impresionable de la vida. Usamos estas creencias para determinar qué pensar sobre los demás. En algunos casos, nuestras opiniones son dañinas y afectan nuestras vidas negativamente. Los sentimientos negativos incluyen, "No soy digno de ser amado" o "No se puede confiar en las personas. Si uno cree que es débil, la ansiedad puede aparecer. Por otro lado, una creencia positiva, como "Soy un ganador", puede aumentar la estima de uno.

Si uno tiene profundas creencias negativas sobre sí mismo, será propenso a la ira, la depresión, la ansiedad, el estrés, entre otras condiciones mentales adversas.

Usando TCC, uno puede identificar las creencias negativas que están llevando su vida en una espiral descendente y buscar ideas alternativas para equilibrarlas. Notarás que los sentimientos negativos tienen poderosas emociones que los acompañan, y es difícil cambiarlos con evidencia contradictoria.

. . .

Los supuestos subyacentes son aquellas creencias que dirigen nuestras decisiones en diferentes situaciones. Por lo general, las suposiciones subyacentes surgen de experiencias personales. Por ejemplo, si a una persona le mintió su cónyuge, podría suponerse que todas las personas de ese género son unos mentirosos. Otro ejemplo de suposiciones subyacentes es cuando uno asume que si permite que una persona descubra sus debilidades, la otra persona la abandonará.

Los pensamientos automáticos ocurren día a día y nos ayudan a dar sentido a nuestras experiencias. Los pensamientos automáticos influyen en nuestras decisiones de manera inconsciente. ¿Alguna vez le gritaste a alguien y luego no pudiste entender qué te provocó?

Los pensamientos automáticos son responsables de la mayoría de nuestras respuestas automáticas. Por ejemplo, una persona puede hacer algo que te enoja, y de inmediato, hierves de ira y dejas que esa persona tenga un problema contigo.

La terapia cognitivo-conductual puede ayudarte a comprender tus pensamientos automáticos. Primero, después de cada episodio de reacciones involuntarias, por ejemplo, un momento de arrebato de ira, evalúa tus ideas.

¿Qué pasaba por tu cabeza en el momento en que estabas enojado? ¿Qué sentimientos te hacían actuar así? Puedes escribir tu pensamiento automático y evaluarlo cuidadosamente.

## 2

## Activar El Comportamiento

**ACTIVACIÓN CONDUCTUAL (AC)**

Las personas deprimidas a menudo se sienten abrumadas y apáticas. Incluso las pequeñas tareas cotidianas, como lavar la ropa, se vuelven abrumadoras. La depresión te agota la energía, dejándote preguntarte: "¿Qué sentido tiene hacer algo?"

A medida que pasa el tiempo, eliminas más actividades de tu vida diaria, lo que te hace sentir aún más deprimido y sin valor. Tu motivación sigue en picada. Empiezas a decirte a ti mismo cosas como "No puedo hacer frente a nada", "Nunca mejoraré" y "Ya no disfruto de nada".

Para salir de la depresión, debes detener este ciclo. La única forma de recuperar el control sobre tu vida es volver a participar deliberadamente en actividades positivas, incluso cuando no lo desees. Esta estrategia se conoce como activación conductual. El primer paso es pensar en las actividades que solías disfrutar, como se describe en el otro ejercicio.

*Ejercicio: planificación de actividades positivas*

Haz una lista de las actividades sencillas que disfrutabas antes de desarrollar depresión. Estas actividades pueden ser tan simples como ver una película en casa. Date tiempo para hacer tu lista porque la depresión puede hacer que sea más difícil recordar cosas.

Ahora planifica cuándo puedes realizar tres de estas actividades durante la próxima semana. Para empezar, 20 minutos son suficientes. Anota cada sesión en tu diario. Es tan importante como cualquier otro compromiso, así que no te sientas culpable por dedicar tiempo a ti mismo.

No esperes sentirte emocionado en esta etapa. Hacer esta lista probablemente se sintió como una tarea.

¡Eso es normal! El verdadero progreso llega cuando sigues y mantienes un registro.

. . .

## Auto Terapia

*Ejercicio: Registro de estado de ánimo antes y después de la actividad*

Antes de comenzar una actividad planificada, toma nota de tu estado de ánimo. Dale una puntuación de 1 a 10, donde una puntuación de "1" significa "muy poca energía o motivación" y "10" significa "muy emocionado y entusiasta".

Cuando hayas terminado, anota tu puntuación. Cualquier aumento, incluso si es solo uno o dos puntos, es un paso en la dirección correcta. A veces, es posible que tu puntuación no cambie en absoluto. Si sientes que nada lo hace sentir mejor, es posible que incluso disminuya. Está bien. Solo significa que necesitas cambiar tu actividad planificada, o tal vez intentarlo en otra ocasión.

Elige actividades que te acerquen más a la persona que deseas ser.

La activación conductual es más eficaz si eliges actividades que estén en línea con tus objetivos y valores.

Por ejemplo, si deseas ser más sociable, establecer el propósito de charlar con un viejo amigo durante 10 minutos por teléfono sería una excelente meta de activación conductual.

. . .

Por último, asegúrate de elegir las actividades que deseas realizar, no lo que crees que deberías estar haciendo. Por ejemplo, no te propongas el objetivo de limpiar el baño o hacer las compras. Claro, estas son actividades esenciales, pero el objetivo de la activación es ayudarte a volver a involucrarte con las cosas que disfrutas. No tienes que esperarlo, hazlo de todos modos.

Cuando pruebas la activación conductual, la vocecita en tu cabeza puede decirte cosas inútiles como:
"Esto no funcionará. Nunca disfrutas de nada".
"No puede ser tan simple. No te hará sentir mejor".
"Podría funcionar para otras personas, pero no para ti".

¿El secreto? Pruébalo de todos modos. ¿Qué es lo peor que puede pasar? Incluso si intentas una actividad durante 10 minutos y no te sientes diferente, no has perdido nada.

A continuación, puedes volver a intentarlo al otro día o trabajar en otro evento. Si te sientes motivado algunos días pero otros no, puedes estar seguro de que esto es completamente normal.

El progreso no siempre es lineal cuando se trata de recuperarse de la depresión. Algunos días, te sentirás esperanzado. Otros, se sentirán derrotados incluso antes de comenzar. El truco es seguir adelante. Cuando completes los ejercicios de la activación, felicítate a ti mismo. ¡Tienes todo el derecho a estar orgulloso!

Una vez que tengas alguna evidencia de que la activación conductual funciona para ti, puedes desafiar estos pensamientos negativos utilizando el ejercicio de reestructuración cognitiva descrito. Recuerda: debes identificar los pensamientos que no ayudan, observar cuidadosamente la evidencia a favor y en contra y luego pensar en un pensamiento alternativo más saludable.

**¿Cuándo recibir apoyo?**

Si has probado los ejercicios de activación conductual varias veces y parece que no te funcionan, puede ser una señal de que necesitas más apoyo de un terapeuta o médico. Por favor, no creas que ha fallado. A veces, la depresión no responde a la autoayuda. Si te sientes muy bajo o no tienes energía para realizar actividades breves de 10 minutos, buscar un profesional médico puede ayudarte a dar los primeros pasos hacia la recuperación.

**Depresión, resolución de problemas y empoderamiento**

. . .

Un problema poco conocido pero generalizado de la depresión es la dificultad para tomar decisiones. La buena noticia es que puedes agudizar tus habilidades para la resolución de problemas. La resolución de problemas no siempre es sencilla y puede resultar abrumador cuando el estado de ánimo es bajo. Al mismo tiempo, idear soluciones y ponerlas en práctica es muy enriquecedor.

Cuando te des cuenta de que no necesitas que nadie más te rescate, tu autoestima aumentará. Esto te ayudará a sentirte bien consigo mismo, lo que a su vez te ayudará a mejorar tu estado de ánimo.

**Siete pasos para resolver problemas**

*Ubica cuál es el problema.*

En algunos casos, es obvio. Por ejemplo, si sabes que necesitas elegir una nueva escuela para tu hijo, resolver el problema es una cuestión de evaluar las escuelas locales y elegir la mejor opción. Por otro lado, algunos problemas no son tan fáciles de precisar. Es posible que sepas que no estás satisfecho en una situación específica, pero los detalles son un poco confusos.

. . .

Por ejemplo, si sabes que no te gusta ir al trabajo, tendrás que pensar detenidamente sobre la fuente subyacente del problema.

¿Qué tiene el entorno o el trabajo en sí que lo entristece o deprime?

Al reflexionar, puedes descubrir que el problema es: "Necesito encontrar un nuevo trabajo" o "Necesito ser más organizado para poder cumplir con todos mis plazos y tener un tiempo menos estresante en el trabajo".

Cuando hayas resuelto el problema, escríbelo en tu cuaderno. ¡Bien hecho! Has tenido un buen comienzo.
*Piensa en una lista de posibles soluciones*

Deja que tu imaginación vuele. Reserva media hora para hacer una lista de todas las soluciones que se te ocurran.

No te preocupes si te parecen extraños o poco probables.

No tienes que mostrarle esta lista a nadie.

. . .

Obtén alguna información externa. Pídele a un par de personas de tu confianza que te ayuden a intercambiar ideas. Probablemente se te ocurran algunas ideas en las que no has pensado. Cuando estás atrapado en un estado de ánimo deprimido, tus habilidades para resolver problemas se ven afectadas. Es fácil quedar atrapado en una única perspectiva.

Si tienes un problema grave o no puedes confiar en que alguien cercano a ti te ayude, obtén el consejo de un especialista. Dependiendo de tu problema, esta persona podría ser un consejero, un voluntario de la línea de ayuda o un líder religioso en tu lugar de culto.

Para cada solución, pregúntate:
¿Cuánto tiempo me llevará?
¿Cuánto dinero me costará?
¿Necesitaré ayuda externa?
¿Será fácil para mí conseguir este tipo de ayuda?
¿Necesitaré algún equipo especial, capacitación o recursos?
¿Hay alguna consecuencia crítica a largo plazo en la que debas pensar?

*Elige la mejor solución*

. . .

Si tienes suerte, habrás encontrado la solución perfecta. Desafortunadamente, en la mayoría de los casos, tenemos que comprometernos a la hora de resolver problemas. Escribir los pros y los contras, conforme vas dando el paso, y hablar con los demás es muy importante. Saber que has pensado seriamente en el asunto hará que sea más fácil creer en tu juicio.

Recuerda que nadie toma las decisiones correctas todo el tiempo. Sin embargo, todos podemos hacer todo lo posible para trabajar con la información y los recursos disponibles en ese momento. No caigas en la trampa de posponer una decisión solo porque tienes miedo de equivocarte.

*Hacer un plan*

Habiendo encontrado tu solución, ahora necesitas hacer una hoja de ruta para el camino a seguir. Tu objetivo es elaborar un plan paso a paso que te deje sintiéndote empoderado en lugar de abrumado. Haga que cada paso sea lo más específico posible.

Por ejemplo, supón que tu objetivo es vender tu casa y mudarte a una nueva ciudad. Uno de tus primeros pasos es averiguar cuánto vale su propiedad. Sería más útil escribir "Programar una evaluación dentro de los siguientes siete días", en lugar de "Averiguar cuándo puedo obtener por mi casa".

. . .

*Ejecuta tu plan*

Comienza con el primer paso y continúa desde allí.

Tómalo con calma y firmeza, incluso las personas que no están deprimidas deben ser pacientes y alentarse a sí mismas al resolver problemas. Es posible que debas desglosar aún más tus pasos.

Ninguna acción es demasiado pequeña siempre que te lleve también hacia tu objetivo.

Otras estrategias que pueden ayudar:

- Planificar una pequeña recompensa por cada paso que des
- Pedirle a un amigo o familiar que te brinde apoyo
- Trabajar en un escenario durante solo 10 minutos a la vez
- Mantener un registro de tu progreso para que pueda ver qué lejos has llegado

*Evaluar los resultados*

. . .

Has llegado a la etapa final de tu viaje de resolución de problemas. Has implementado la solución. ¿Funcionó? Si no es así, ¿qué podrías hacer la otra vez de manera diferente? Quizás sucedió algo inesperado o no obtuviste la información que necesitabas. Todos podemos hacer nuestro mejor esfuerzo, pero hay muchas cosas que están fuera de nuestro control.

Incluso si las cosas no salieron como esperabas, felicítate a ti mismo. Intentaste algo nuevo y eso es algo para celebrar. Recuerda que la resolución de problemas es una habilidad. Como todas las habilidades, se vuelve más cómodo con la práctica.

**Resumen**

- La activación conductual y la resolución de problemas son dos herramientas prácticas que muchas personas encuentran útiles para superar su depresión.
- La activación conductual implica identificar las actividades que solías disfrutar y programar el tiempo para realizarlas.
- Es normal sentir resistencia cuando pruebas la activación conductual, pero lo necesitas.

3

## La Experiencia Tcc

Para un cliente, la primera sesión de TCC puede generar muchas emociones, que pueden ser bastante abrumadoras. Por esta razón, esto se ha reunido sobre qué esperar de su primera experiencia de TCC.

### 1. Espere que sus nervios vuelen:

Independientemente de si ya estás experimentando ansiedad o no, espera sentirte al límite y sentir cada vez más pánico la mayor parte del tiempo. Estos sentimientos suelen ser el resultado de no saber qué esperar de su primera experiencia. Ten en cuenta que estos sentimientos son normales y no son motivo de alarma. Entonces, mantén la calma, no estás teniendo un ataque de ansiedad y tu ansiedad no ha empeorado.

### 2. Espera cierto grado de agotamiento emocional:

Tanto dentro de tus sesiones como en los días siguientes,

puedes tender a sentirte más cansado, agotado y cada vez más sensible. Estos sentimientos son un efecto natural del proceso. De hecho, las sesiones de TCC consideradas más desafiantes y emocionales tienden a producir los mejores resultados a largo plazo.

### 3. Espera explorar el presente y el futuro en lugar del pasado:

Es un proceso estándar en algunas formas de terapia dedicar tiempo a explorar la infancia del cliente, sus experiencias pasadas y las relaciones con los miembros de la familia. Sin embargo, en la terapia cognitivo-conductual, el caso es diferente.

Las sesiones generalmente giran en torno a reentrenar el patrón de pensamiento actual del cliente e identificar nuevas y mejores formas de ayudarte a manejar sus pensamientos y sentimientos para progresar. Esta experiencia puede ser especialmente reconfortante para los clientes que no quieren sacar a relucir su pasado o que están cansados de que los terapeutas busquen pistas de contexto de antaño. Aunque este enfoque es necesario, TCC no lo implementa.

### 4. Espera un viaje en montaña rusa:

Como ocurre con cualquier otra forma de terapia, los clientes deben aprender a esperar altibajos en el proceso.

. . .

La terapia cognitivo-conductual no carece de esta característica. En algunas sesiones, es probable que el cliente sienta que está haciendo un progreso significativo, mientras que en otros cursos puede que sienta que no se ha avanzado mucho. Sin embargo, independientemente del sentimiento que acompañó a cada encuentro del proceso de tratamiento, se produjo un aprendizaje. Aunque puede que no parezca así para el cliente, cada reunión de todo el proceso es esencial y no se puede prescindir.

**5. Espera que el proceso lleve mucho tiempo:**

Los clientes no deben ser ingenuos al pensar que un par de sesiones resolverán por completo tus problemas y los hacen útiles como nuevos. TCC no funciona de esa manera y requiere un período relativamente largo y mucha práctica para que se logre un progreso significativo hacia la solución del problema del cliente. En cierto sentido, el momento parece apropiado, porque durante un período prolongado, el cliente ha utilizado un patrón de pensamiento específico, y cualquier cambio en los hábitos de pensamiento llevará tiempo para que se aplique a fondo.

**¿Qué esperar del tratamiento?**

La primera parte del proceso de tratamiento está totalmente dedicada a la valoración y evaluación. Proporciona una plataforma para que el cliente se comunique con el terapeuta sobre los desafíos que enfrenta, o cómo preferiría usar la terapia para lograrlo. Para comprender la condición o los objetivos del cliente, el terapeuta hará algunas preguntas desde varias áreas críticas de la vida del cliente. De acuerdo con los resultados del proceso de evaluación, el terapeuta evaluará sus habilidades y decidirá si son las adecuadas para el caso del cliente. Si el caso del cliente no se ajusta a las capacidades del terapeuta, este último hará una derivación a otro terapeuta más adecuado para manejar al cliente. A veces, cuando se completa la evaluación o la sesión de evaluación, el terapeuta y el cliente deben tener un plan de tratamiento adecuado que describa el tipo de intervenciones que se implementarán en el proceso. En otras ocasiones, puede haber sesiones de evaluación adicionales para crear un mejor curso de tratamiento. Una vez que el cliente haya acordado con éxito un plan de tratamiento recomendado, sabrá si la TCC es o no la mejor forma de terapia para su afección.

Los terapeutas de la terapia cognitivo-conductual realizan sus evaluaciones basándose en el estado actual del cliente. Sin embargo, a veces tienden a indagar sobre el pasado.

Los terapeutas generalmente buscarán respuestas de los clientes a las preguntas que se muestran a continuación:

- ¿Cuáles son los principales factores que desencadenan el problema?
- ¿El problema interfiere con tu vida? Si es así, ¿cómo?

- ¿Cuánto tiempo lleva experimentando estos problemas?
- ¿Cuál es su fuerza impulsora para buscar el cambio?
- ¿Qué tan motivado estás con el proceso?
- ¿De qué manera sus experiencias, compañeros o familia influye en tu estado actual?

Una vez finalizada la sesión de evaluación / valoración, los otros cursos que seguirían estarían orientados a abordar el problema del cliente. Estas sesiones suelen implicar una mayor colaboración entre el cliente y el terapeuta. La razón es que la TCC implica más actividades que otros tipos de terapia. La mayor parte de ese tiempo se utiliza en el aprendizaje y la implementación de habilidades de afrontamiento.

Cada sesión posterior a la sesión de evaluación se utilizaría para resolver los problemas del cliente, a diferencia de la terapia estándar, donde la mayor parte del tiempo se utiliza para hablar sobre los problemas del cliente. Todas las sesiones del proceso suelen seguir una forma similar para asegurarse de que el tiempo se utilice con prudencia.

Cada sesión comienza con un breve período dedicado a registrarse, acompañado de un período utilizado en la última sesión y repasar cualquier tarea asignada. Después de este período, el cliente y el terapeuta siguen adelante para crear un plan para esa sesión. El tiempo restante se utiliza para intentar realizar el programa.

. . .

Los estudios sobre la terapia cognitivo-conductual revelan que el tratamiento se vuelve cada vez más activo y la mejora tiende a ser más rápida en los clientes cuando la tarea se integra en el proceso de tratamiento. Es posible que se asignen tareas para cada sesión para ayudar al cliente a reforzar las habilidades necesarias para que supere su condición. En los primeros períodos del proceso de tratamiento, la tarea a menudo implica controlar los cambios de humor o registrar comportamientos específicos de patrones durante un período de tiempo determinado, digamos, una semana.

Con el tiempo, la tarea podría crecer para incluir el reconocimiento y la corrección de patrones de pensamiento negativos o la puesta en práctica de un comportamiento recogido en las sesiones de terapia, como aprender a ser asertivo con amigos y familiares.

Existe otra fase del tratamiento después del período de evaluación, es la etapa educativa. Esta etapa es la que sigue en las sesiones siguientes a la primera. En esta etapa, los clientes están informados sobre la psicodinámica de sus problemas. Es decir, cómo su presente y pasado pueden estar afectando o influyendo en su condición presente. Los clientes pueden llegar a saber cómo el cerebro está involucrado en la imposición de pensamientos y patrones de comportamiento, incluso en los casos en los que ninguno de los dos parece productivo.

. . .

Los clientes también conocerían el modelo de terapia cognitivo-conductual, que ellos, en colaboración con el terapeuta, idearon para el proceso de tratamiento.

Las últimas etapas del proceso de tratamiento implican la experimentación o implementación de los conocimientos aprendidos. El proceso de tratamiento dará un giro hacia el componente cognitivo para ayudar al cliente a decidir patrones de pensamiento mejor.

Posteriormente, el trabajo comenzará con la parte conductual que implica la realización de actividades para probar las suposiciones del cliente, así como la capacidad de reconocer y aprender mejores comportamientos en el presente y el futuro.

A medida que el tratamiento llega a sus etapas finales y se han logrado todos los objetivos del cliente, es correcto comenzar a reducir la frecuencia de cada sesión de terapia. En otras formas tradicionales de terapia, se requeriría que los clientes estuvieran en el sistema continuamente durante años interminables. Sin embargo, en la terapia cognitivo-conductual, a los clientes se les enseña a ser terapeutas para ellos mismos.

En esta línea, cuando el proceso de tratamiento se extiende hacia las partes finales, las sesiones se programan con menos frecuencia para que los clientes puedan depender más de sí mismos para implementar las habilidades que les han enseñado. Hacer esto asegura que el cliente tenga fe en su capacidad para lidiar con cualquier problema que surja después del proceso de tratamiento en lugar de depender del terapeuta.

La parte final del proceso de tratamiento se dedicará a practicar y mantener los conocimientos aprendidos.

Así como los patrones de pensamiento y comportamiento se han arraigado en los clientes a lo largo de los años, se requiere mucho tiempo y práctica para remodelar sus acciones y pensamientos. La razón es que la mente normalmente anhelará regresar a su zona de confort donde el comportamiento y los sentimientos no cambian, y solo la práctica persistente puede usarse para condicionarla a actuar y pensar de una manera nueva.

Cuando los clientes finalmente se sienten cómodos aplicando sus conocimientos y habilidades de afrontamiento, el tratamiento ahora está completo y las sesiones terminan. Sin embargo, es útil que los clientes se reúnan de vez en cuando para obtener un punto de vista profesional de su progreso.

## 4

## ¿Cómo Identificar Patrones De Pensamiento Negativos?

Es probable que el pensamiento negativo te robe la confianza que tienes y sientas que no puedes soportar ir delante de la gente. Los pensamientos te infunden miedo y terminas evitando las reuniones sociales. Cuando siempre sometes tus opiniones a pensamientos negativos, resultará en emociones negativas. Puede terminar haciéndolo sentir mal e incluso puede provocar depresión. Los pensamientos que tengas determinarán tu estado de ánimo durante todo el día. Los pensamientos positivos te harán feliz y te sentirás bien. Encontrar una manera de reprimir los pensamientos negativos será de gran importancia para ti.

Reemplázalos por otros positivos para que no te atormenten. Algunos de los pensamientos negativos que acompañan a la ansiedad social son:

**Pensar que la gente es mala**

. . .

Cuando estás en un entorno social, cada persona tiende a estar ocupada con sus problemas. Puedes conocer a una persona tranquila y comenzar una amistad si puedes establecer una buena relación. Cuando tienes ansiedad social, es probable que evites a las personas y pienses que las personas no se preocupan por ti. Es posible que sientas que no ven que su importancia está ahí mientras eres tú quien los está evitando. Cuando te encuentras en una situación así en un entorno social, es hora de que sepas que tienes que manejar tu ansiedad social. Eso te hará sentir que a las personas que te rodean no les agradas y te odian sin ninguna razón.

**Preocupación innecesaria**

Es obvio tener preocupaciones innecesarias cuando se tiene ansiedad social. Incluso cuando llegas a tiempo, siempre te preocupa llegar tarde. Darás una mala imagen por llegar tarde. Cuando estás en un entorno familiar, te preocupa que tu pareja te regañe por llegar tarde. Haces las cosas apresuradamente para no llegar tarde incluso cuando tienes tiempo suficiente para concentrarte en tus pensamientos. Cuando tengas a alguien más que te acompañe, hará que hagas las cosas rápidamente.

Piensas que están consumiendo todo el tiempo y serán tu razón de llegar tarde. Incluso, a veces, los amenazará con dejarlos si no hacen las cosas más rápido de lo que ya están haciendo.

. . .

## Juzgarte a ti mismo

Juzgarte a ti mismo es lo peor que puedes hacer en tu vida, y eso te hará temer. Decidir si encontrarás personas complacientes o no te hará sentir mucha ansiedad social.

Te pondrás nervioso cuando empieces a pensar en cómo la gente piensa sobre tu apariencia física. A juzgar por cómo te verán los demás, tu autoestima bajará. Las personas que te preocupan pensarán que sí. No lucir sobresaliente puede que no tenga interés en cómo te ves, sino en lo que tienes que entregar. A veces, la gente no presta atención a los pequeños detalles que te hacen juzgarte innecesariamente.

## La crítica

Cada vez que sabes que te mezclarás con la gente, temes que te critiquen.
    Ni siquiera tienes una razón válida por la que te criticarán, pero crees que no es prudente que te unas a ellos.

Es un pensamiento negativo y debes dejar de pensar en esa dirección. Nadie te va a criticar sin motivo, y eso no debe considerarse cercano a ti. Temerás ir a reuniones sociales y te negarás la oportunidad de aprender de tus compañeros socios. El miedo a las críticas te convertirá en un introvertido, lo que significará que extrañarás muchas cosas cuando elijas quedarte en casa. Cuando dices algo y consigues que alguien te desafíe, te ayudará a ser más creativo. La crítica no es mala, aunque a las personas con ansiedad social no les guste una situación sujeta a críticas.

Evitarán tales situaciones a toda costa por temor a la humillación.

**Prejuicio**

Aunque es prudente pensar en el futuro, el arte de juzgar tiende a ser perjudicial. En otras palabras, el aspecto de prejuzgar situaciones tiende a ser peor, especialmente cuando se quiere decir lo contrario de las expectativas.

En la mayoría de los casos, el trastorno de ansiedad social tiende a hacer que las personas decidan los resultados de una situación particular. Vale la pena señalar que se hace un prejuicio con respecto a la historia o más bien un pronóstico de lo que podría suceder en el futuro.

**Transferencia de culpa**

. . .

Cuando una sociedad o los compañeros acumulan una presión innecesaria sobre alguien, las posibilidades de no dar en el blanco son bastante fáciles. En otras palabras, uno pierde rápidamente el enfoque y pierde el punto.

Como forma de evadir la vergüenza o más bien el castigo, las víctimas, en la mayoría de los casos, transfieren la culpa. Por ejemplo, si tienes problemas para tratar con académicos, la víctima puede comenzar a afirmar que el tiempo no fue suficiente para deliberar sobre todos los temas. Otros pueden asociar sus fallas con los cambios climáticos o la falta de condiciones favorables para el trabajo. Hay casos en los que las víctimas tienden a ser genuinas y afirman que las enfermedades son la causa de su fracaso. Sin embargo, el arte de transferir culpas de un punto a otro tiende a ser perjudicial y muestra signos de irresponsabilidad.

**Dilación**

Uno de los efectos significativos de la ansiedad social es que provoca que uno no pueda deliberar sobre los deberes y transferirlos a otro día. En otras palabras, la dilación se convierte en la orden del día. Sin embargo, vale la pena señalar que con la procrastinación, las expectativas nunca se cumplen. El miedo, así como la sensación de ansiedad, se instala. En otras palabras, la víctima comienza a sentirse como si fuera un fracaso en el colectivo y pierde el enfoque. Se pierde más tiempo tratando de recobrarse. Se instala más miedo y la víctima puede terminar inquieta. La gestión inadecuada del tiempo es la causa principal de la postergación. En otras palabras, la falta de planificación hace que las personas sigan trabajando en los mismos problemas y se olviden de otros. Por ejemplo, los académicos pueden dedicar más tiempo a las materias que les gustan y olvidarse de las demás. En otras palabras, pueden terminar olvidándose de que todos los elementos serán examinados a largo plazo. Las sensaciones traen más miedo e inquietud.

## Descubre las causas de tus patrones de pensamiento negativos

El otro desafío es identificar las fuentes de tus pensamientos negativos. Por ejemplo, si uno de tus pensamientos negativos es "Soy feo, no le agrado a nadie" trata de comprender la acción o el evento que desencadenó este pensamiento. Ser bueno identificando las causas de nuestros pensamientos negativos nos llama a ser introspectivos. Quizás la fuente de tus pensamientos negativos sea a causa de algún abuso infantil. Si un familiar cercano te dijo que no eres hermosa, es posible que te lo hayas tomado en serio, y desde entonces has estado buscando pruebas que respalden tu creencia errónea. Un miembro del sexo opuesto puede mirarte con el ceño fruncido, por otras razones, pero aún así deducirás de su expresión facial que te encuentra feo.

## Resalta los patrones de pensamiento inútiles

• • •

Una cosa es tener patrones de pensamiento negativos y otra tener patrones de pensamiento inútiles. También se conocen como creencias fundamentales. Los patrones de pensamiento inútiles están arraigados en la psique de una persona. Los patrones de pensamiento inútiles tienden a estar divorciados de la realidad. Por ejemplo, si te has estado diciendo a ti mismo "Soy estúpido" durante el tiempo suficiente, dejará de ser solo un pensamiento negativo y se convertirá en una creencia fundamental.

Esto te llevará a rechazar automáticamente oportunidades y personas que consideres demasiado inteligentes para ti.

## Haz una lista de las consecuencias de tus pensamientos negativos

Para estar más involucrado en el cambio activo de tus patrones de pensamiento negativo, debes identificar las consecuencias que sufres. Por ejemplo, si tu pensamiento negativo, soy un tonto, hace que te separes de tus compañeros o que te impida buscar las oportunidades que te mereces. Toma nota de estas consecuencias para que puedas aumentar tu determinación de cambiar tu situación. En un momento, habrás tenido suficiente y decidirás que quieres cambiar. También puedes enumerar las experiencias negativas del pasado y las consecuencias resultantes de patrones de pensamiento negativos.

. . .

## Mantén un registro de tus pensamientos

En una hoja de trabajo, registra la cantidad de pensamientos negativos que experimentas diaria o semanalmente. Además, anota las ideas que apoyan el pensamiento y las ideas que no apoyan una opinión.

Por ejemplo, si uno de tus pensamientos negativos es "Soy un perdedor", los planes que no recomiendan este pensamiento negativo incluyen: "Soy una gran persona", "Tengo una mente aguda" y "No lo sé ¡Necesito agradar a todos!" Trata de determinar los días durante los cuales experimentas casos bajos de patrones de pensamiento negativos y los días en que la negatividad se dispara por las nubes.

## Evita el lenguaje negativo

Crea una lista de palabras negativas que uses con frecuencia. Por ejemplo, "no puedo" y "no quiero" y toma la decisión consciente de usar palabras más equilibradas como "a veces" o "la mayor parte del tiempo". Cuando tienes una forma de pensar negativa, afecta incluso al lenguaje que usas. Pero debes hacer un esfuerzo consciente para alterar esta situación. Al desarrollar un estilo que promueva la positividad, enviarás un mensaje a tu cerebro para desafiar tus patrones de pensamiento negativo.

. . .

Explora la conexión entre tus emociones y pensamientos negativos. Siempre que experimentes una emoción negativa, comienza cuestionando el pensamiento detrás de él.

Por ejemplo, si obtienes ansiedad o depresión, vuelve a la sensación que acababas de tener. Descubrirás que la atmósfera era depresiva. Por ejemplo, es posible que te hayas preguntado por qué has tardado tanto en lograr el éxito o por qué no te has conformado, o puede que simplemente hayas pensado que no es lo suficientemente bueno.

Siempre controla tus pensamientos y toma nota de los pensamientos negativos. Cuando detectas una opinión negativa lo suficientemente temprano, es fácil enmendarla. Por ejemplo, en lugar de pensar, no soy lo suficientemente bueno para usar un mantra, quieres pensar, ¡yo soy una gran persona!

**Elige explicaciones positivas**

No importa cómo tus acciones parezcan convencionalmente terribles, siempre puedes racionalizarlas. Por ejemplo, si tuviste un hijo cuando aún eras joven, en lugar de verlo como si desecharas tus sueños, míralo como traer algo nuevo al mundo. El mismo caso se aplica a tus pensamientos. En las ocasiones en que experimentes pensamientos negativos, querrás encontrar una explicación positiva o realista.

## Haz una lista de las cosas por las que estás agradecido

Es bastante fácil pasar por alto las muchas cosas positivas de tu vida cuando estás luchando contra los pensamientos negativos.

Para cambiar tu forma de pensar de la negatividad a la positividad, debes enumerar aquello por lo que estás agradecido. Algunas de las cosas por las que debería estar agradecido son la familia, los amantes, las mascotas y el hogar.

Siempre que no cumplas con tus expectativas, piensa en lo que ya tienes y cierra la puerta a los patrones de pensamiento negativos.

## Practica la atención plena

En lugar de perderte en los pensamientos negativos que deambulan por tu mente, aprende a cambiar tu enfoque hacia el presente. Presta atención directa a las cosas que estás haciendo en ese momento, como comer, beber y otras actividades diarias.

**Busca orientación y apoyo**

No te sumerjas en patrones de pensamiento negativos. Si has intentado en vano deshacerte de tus pensamientos inútiles, no sientas vergüenza de pedir ayuda a una autoridad. Ellos comprenden tu problema probablemente más que tu. Acércate también a la gente. Te sorprenderás de la cantidad de personas de buen corazón que están dispuestas a ayudarte si decides querer su ayuda.

5

## Rompe Los Patrones De Pensamiento Negativo

Durante el día, tienes más pensamientos automáticos de los que puedes imaginar. Estos pueden variar desde notar el color de la camisa de alguien hasta registrarse cuando una persona decide incorporarse a tu carril mientras conduce. E instintivamente reduce la velocidad lo suficiente para que el conductor tenga suficiente espacio para rebasarlo. Estos pensamientos automáticos son juicios rápidos que influyen en su comportamiento sin ocuparse de sus procesos de pensamiento consciente. Al no concentrarse en estos comportamientos automáticos, puedes preocuparte por pensamientos más complicados que requieren más cognición en su lugar, como preocuparse por su fecha límite de trabajo o cómo programará su noche.

Estos pensamientos surgen espontáneamente, pero se ignoran u olvidan rápidamente, ya que apenas son relevantes para continuar con tu día. No piensas en por qué necesitas reducir la velocidad al acercarte a un semáforo, ni piensas en cómo reducir la velocidad, simplemente lo haces y continúas conduciendo. Estos pensamientos involuntarios y reaccionarios son tus pensamientos automáticos. Pueden ser neutrales o pueden estar en algún lugar de la escala positiva o negativa. Si bien estos pensamientos están destinados a ser útiles, a veces pueden estar sesgados y volverse perjudiciales.

Cuando los pensamientos automáticos se vuelven perjudiciales, se consideran pensamientos automáticos negativos.

Este es uno de los tipos de ideas que TCC busca corregir.

Los pensamientos automáticos negativos son en su mayoría inconscientes y colorean tu percepción de lo que sucede a tu alrededor. Estos son pensamientos subyacentes de indignidad, inutilidad y sentimiento de no ser amado, o creer que no eres importante o no eres inteligente. Estos pensamientos pueden haber sido internalizados a través de experiencias pasadas y colorean tu percepción de todo. Cada vez que algo sale mal, tu pensamiento negativo automático se sentirá justificado.

Por ejemplo, si tomas un camino equivocado en tu camino a un nuevo restaurante para conocer a alguien, puedes decirte inmediatamente: "¡Vaya, por supuesto, lo arruiné y perdí mi turno! Ni siquiera puedo seguir correctamente mi GPS sin estropear nada. Ahora llegaré tarde y mi amigo se va a enfadar". Las cosas podrían haber estado bien antes de ese momento, pero tan pronto como cometiste un error, te castigaste.

Esa diatriba es un ejemplo del comportamiento causado por un pensamiento negativo automático. En ese caso, el pensamiento negativo intuitivo era probablemente sentimientos de inutilidad o falta de inteligencia. El pensamiento negativo automático es tu reacción automática de golpearte a ti mismo ante cualquier signo de fracaso percibido. El trasfondo del pensamiento es que crees que eres inútil, poco inteligente y no deseado. Si tu te hubieras dicho a ti mismo: "Soy estúpido y no le agrado a nadie", probablemente reconocerías que esa es una afirmación incorrecta, pero esa es la implicación cuando se dijo lo que se hizo a sí mismo. Estos pensamientos automáticos negativos pueden resultar en una reacción exagerada, como gritarle a un camarero que deja caer una taza o romper a llorar porque accidentalmente olvidaste enviar un mensaje tonto y sin importancia a un amigo cuando le dijiste que lo harías. TCC te enseñará cómo identificar y corregir estos pensamientos con una variedad de habilidades diferentes.

**Distorsiones cognitivas**

Al igual que los pensamientos automáticos negativos, las distorsiones cognitivas son pensamientos automáticos.

Aún así, están distorsionados o son evidentemente falsos de alguna manera o forma. Estas son creencias que puedes tener y tomar al pie de la letra, pero algo en ellas es inexacto. Piensa en esto como en la lógica: si un argumento lógico no es sólido, es esencialmente inútil y puede descartarse por no ser sólido. Por ejemplo, el argumento, "Si salto tres veces en este momento, entonces el volcán entrará en erupción repentinamente." Salta tres veces; por lo tanto, el volcán estará explotando, es lógicamente válido, lo que significa que la estructura del argumento sigue la lógica de patrón de reglas conocido como "modus ponens". Sin embargo, cualquiera puede mirar ese argumento y reconocer que es una tontería, incluso si sigue el patrón. Tal como los argumentos pueden ser erróneos o irrazonables, al igual que las creencias acerca del mundo.

Estas distorsiones cognitivas pueden ser cualquier cosa, desde ver a tu vecino de mal humor hasta decidir automáticamente que es culpa tuya. De alguna manera logras racionalizar el salto del punto a al b, usando distorsiones cognitivas.

Debido a que tus creencias en tu esencia son lo que es defectuoso, no tienes problemas para aceptarlo más rápido de lo que aceptarías el argumento sin sentido sobre los saltos y los volcanes en erupción. Te ajustas al patrón muy lógico que has desarrollado y encajas en tu argumento, por lo que no ves ninguna razón para pensarlo dos veces o desafiarlo, incluso si lo dejas sintiéndote deprimido, ansioso o enojado.

· · ·

Estas distorsiones cognitivas pueden identificarse, aunque requiere tiempo y esfuerzo. Por lo general, siguen patrones o falacias específicas. Por eso, si analizas tus creencias centrales más profundas, comenzarás a identificar cuáles de ellas se han distorsionado.

**Reestructuración cognitiva**

La reestructuración cognitiva es el proceso de alterar tu forma de pensar. La TCC reconoce que los pensamientos, sentimientos y acciones son un ciclo sin fin en el que los pensamientos influyen en los sentimientos, que influyen en las acciones, que a su vez influyen en los pensamientos.

Todo lo que haces se alimenta de este ciclo sin fin. La TCC busca interrumpir este ciclo para cambiarlo.

Por ejemplo, imagina que eres alguien con un problema de ira. A menudo piensas en las cosas negativamente, lo que te mantiene de un humor negativo, lo que te hace arremeter de ira, lo que solo te hace pensar aún más negativamente sobre lo que desencadenó el arrebato en primer lugar.

La TCC interrumpe uno de esos aspectos, normalmente pensamientos o acciones, que altera todo el ciclo. Por ejemplo, si la causa del arrebato de ira fue que no te gustaba un restaurante al que tu familia eligió ir a cenar, por lo que ya estabas de mal humor cuando entraste por la puerta, lo que contribuyó a su explosión, es probable que la TCC busque cambiar tu pensamiento negativo. En lugar de estar molesto en el restaurante, la TCC te pedirá que te concentres en el aspecto positivo del evento, como ir a cenar con tu familia y disfrutar de la ocasión, incluso si la comida no es tu favorita.

Al concentrarte en disfrutar de tu familia, es probable que estés de mejor humor, lo que lo hace menos propenso a reaccionar explosivamente con ira. Esta reestructuración cognitiva se utiliza mucho para desafiar tanto los pensamientos automáticos negativos como las distorsiones cognitivas.

**Creencias fundamentales**

Las creencias fundamentales son las creencias que tienes sobre ti mismo. Pueden ser negativas o positivas, pero colorean cada interacción que tienes con los demás y cómo percibes el mundo que te rodea. Estas creencias fundamentales son en gran parte inconscientes, pero pueden identificarse mediante mucha introspección y autorreflexión. Por lo general, estas creencias se desarrollan durante un período prolongado, que generalmente comienza en la infancia o a través de eventos importantes de la vida. Estas son creencias típicamente rígidas. Estarás de acuerdo con ellos, incluso yendo tan lejos como para forzar inconscientemente lo que está sucediendo a tu alrededor para que encajes en las creencias centrales mientras niegas o ignoras cualquier cosa que lo contradiga.

Por ejemplo, alguien con depresión puede ver cada interacción negativa que tiene como una señal de que no es digno de amor o que no tiene valor para todos los que lo rodean. Sin embargo, estará virtualmente ciego ante cada caso de aquellos que se preocupan por él haciendo todo lo posible para demostrar que les importa, como enviarle un texto tonto de un meme que ven en internet que saben que él apreciará o darle su comida favorita en su cumpleaños.

Estas creencias fundamentales pueden ser distorsiones cognitivas o estar coloreadas por pensamientos automáticos negativos, que es importante comprender. Una vez que comprendas cómo te sientes contigo mismo, puedes decidir si te gusta cómo te sientes. Si lo haces, sabrás que estás seguro de ti mismo. Si no lo haces, puedes comenzar los pasos de reestructuración cognitiva para modificarlos.

**Desencadenantes emocionales**

A veces, algo que nos rodea de repente desencadena una abrumadora sensación de emoción negativa. Podrías haber estado charlando alegremente con alguien y, en un abrir y cerrar de ojos, de repente sentiste que tu sangre hervía, tu pulso se aceleraba y no pudiste decidir entre gritarle a alguien o golpearlo. Esta reacción se llama desencadenamiento emocional. Es posible que sepas durante o después del hecho que tu reacción es irracional y desproporcionada. Aún así, a pesar de eso, no puedes controlarlo.

Lo mejor que puedes hacer es tratar de comprender cuál es tu desencadenante emocional para poder planificar una forma de evitar estallar en el futuro.

Los desencadenantes emocionales suelen estar relacionados con algún tipo de trauma que ha provocado que internalices una fuerte reacción a cosas que te recuerdan al trauma. Alguien que sufrió una relación abusiva podría ser provocado por alguien que diga una frase común si fue una que la pareja abusiva le dijo con regularidad. El sonido de los ladridos puede desencadenar a alguien traumatizado por el ataque de un perro a una edad temprana.

Alguien en casa después de la guerra puede ser provocado por sonidos fuertes que recuerdan a explosiones o disparos.

Comprender cuáles son tus desencadenantes emocionales te ayudará a comenzar el proceso de reestructuración cognitiva para volver a capacitarte y dejar de ser menos reactivo ante ellos. Si eres consciente que reaccionas negativamente a las personas con barbas que te sorprenden, existen métodos que puedes utilizar para desensibilizarte, para que tus reacciones no sean tan fuertes ni negativas. Mediante una combinación de reestructuración cognitiva y exposición a su desencadenante en un entorno controlado, podrás superar estos desencadenantes emocionales y dejar de permitir que gobiernen tu vida.

6

## ¿Cómo Identificar Tus Creencias Fundamentales?

Buscamos formas de descubrir y cambiar nuestros pensamientos automáticos negativos. Vamos a explorar qué impulsa esos pensamientos negativos. ¿Por qué nuestras mentes producen esos patrones de pensamiento con tanta rapidez y sin esfuerzo? Profundizaremos en la naturaleza de nuestros procesos de pensamiento y descubriremos que hay creencias profundamente arraigadas que subyacen a nuestros pensamientos cotidianos y se modifican a través de la TCC.

El concepto de una creencia central captura la idea de que nuestros pensamientos automáticos negativos no son aleatorios. Cuando prestamos atención a lo que hacen nuestras mentes, encontraremos temas que se repiten una y otra vez.

. . .

Los temas específicos variarán para cada uno de nosotros; nuestras respuestas típicas a situaciones desencadenantes revelarán nuestras propias creencias fundamentales.

Una creencia fundamental es como una estación de radio: las canciones pueden diferir, pero pertenecen al mismo género: country, jazz, hip-hop o clásica, por ejemplo. Cuando sintonizas una estación, sabes qué tipo de canciones esperar. De la misma manera, nuestras creencias fundamentales dan pie a pensamientos predecibles. Por ejemplo, la creencia central de Simón de no ser apreciado desencadenó pensamientos negativos automáticos sobre la falta de gratitud de los demás.

Al notar las "pistas" que tu mente reproduce a menudo, descubrirás a qué frecuencia está sintonizado. Con la práctica, puedes desarrollar la capacidad de cambiar de estación.

**¿Por qué tenemos creencias fundamentales?**

Nuestros cerebros tienen que procesar una cantidad increíble de información. Imagina que estás caminando por una gran ciudad en busca de un restaurante donde te encuentres con un amigo.

Cuando ingreses al restaurante, tus sentidos serán bombardeados con innumerables estímulos: personas de pie, otras sentadas, varias habitaciones, etc. Si tuvieras que procesar cada estímulo conscientemente, llevaría una enorme cantidad de tiempo averiguar la configuración.

Afortunadamente, nuestras mentes contienen "mapas" que nos ayudan a entender rápidamente la situación, asumiendo que no es la primera vez que estamos en un restaurante. Conocemos al anfitrión, quien nos saluda, así que le explicamos que nos vamos a encontrar con un amigo que se unirá a nosotros en breve. No nos sorprende en lo más mínimo cuando el anfitrión nos entrega un trozo de papel después de que nos sentamos, que sabemos que enumerará los alimentos y bebidas y el precio de cada uno. Toda nuestra comida se desarrollará de manera predecible al pagar el cheque y despedirnos del anfitrión al salir.

Este ejemplo muestra que nuestros cerebros desarrollan atajos basados en el aprendizaje previo. Una vez que conocemos una experiencia individual, podemos navegarla de manera eficiente. Esta habilidad indica que traemos conocimiento organizado a la experiencia, apoyándote en un modelo interno que guía nuestro comportamiento.

De la misma manera, nuestras estructuras de desarrollo mentales nos ayudan a lidiar con situaciones potencialmente emocionales como el rechazo, el éxito, el fracaso, etc.

. . .

Por ejemplo, si experimentamos una pequeña falla, como perder el tren y llegar tarde a una reunión, podríamos pensar que somos irresponsables y responder con sentimientos de culpa y arrepentimiento. Podríamos entrar a la reunión de manera tentativa y con palabras y un comportamiento que sugiera no solo un "lo siento" si no también "he hecho algo malo". Estos pensamientos, sentimientos y comportamientos emanan de la creencia fundamental de que soy inadecuado. Llegar tarde a la reunión no causó tanto esa creencia como la confirmó: "Mira, aquí hay otro ejemplo de cómo soy defectuoso".

Mantener una creencia central diferente daría lugar a un grupo de respuestas muy inusual. Si creo en un nivel fundamental que soy una persona valiosa, puedo ver mi tardanza como lamentable pero no indicativa de mi valor general. Sin duda, experimentaría menos estrés en mi viaje al trabajo, ya que mi valor como ser humano no depende de si llego a tiempo. Incluso si mi jefe señalara que llego tarde, no tendría un impacto significativo en cómo me siento conmigo mismo.

**Identificar tus creencias fundamentales**

Piensa en los pensamientos automáticos negativos que a menudo surgen para ti. ¿Notas algún mensaje repetitivo?

Puedes registrar esos pensamientos haciendo un pequeño diagrama donde dibujes un círculo en el centro y varios círculos alrededor y escribiendo los que te vengan a la mente.

Al considerar estos pensamientos automáticos, ¿encuentras una creencia central que los une a todos? Si es así, escríbalo en el espacio del medio. Por ejemplo, Ana tenía mucha ansiedad por su salud. Completó el diagrama de creencias básicas.

Cuando Esther voló en un avión, interpretó cada golpe de turbulencia como una señal de un accidente inminente.

Podríamos esperar que muchos aterrizajes seguros debilitarían su miedo a volar, ya que proporcionan evidencia en contra de su miedo. Sin embargo, las creencias fundamentales actúan como un filtro que solo deja entrar la información que confirma nuestras sospechas.

Cada vez que Ana volaba, tenía pensamientos automáticos como "¡Estamos perdiendo altitud!" eso la hizo pensar que había escapado por poco de una muerte prematura. En lugar de sentirse más segura, estaba convencida de que si ocurría otra vez no tendría tanta suerte.

Como aprendió Ana, las creencias fundamentales y los pensamientos automáticos actúan de manera que se perpetúan a sí mismos, siendo cada uno la causa y la consecuencia del otro. A medida que te vuelves más consciente de tus patrones de pensamiento, estás atento a los casos en los que tus creencias fundamentales estén interfiriendo con una visión objetiva de la realidad. Este proceso requiere prestar mucha atención a la presencia de errores de pensamiento en situaciones específicas, cuidando de no creer todo lo que nuestra mente nos dice.

Ten en cuenta que las creencias fundamentales negativas pueden permanecer inactivas cuando nos sentimos bien y emerger cuando nos sentimos atrapados por una emoción fuerte. Las personas propensas a la depresión son especialmente propensas a mostrar un aumento en las creencias negativas cuando experimentan un estado de ánimo negativo, lo que aumenta el riesgo de futuros episodios de depresión.

Afortunadamente, podemos entrenar nuestras mentes para protegernos contra las recaídas, ya que las personas que han usado la TCC muestran un aumento menor en el pensamiento negativo durante los estados de ánimo bajos.

También puedes utilizar la técnica de la flecha hacia abajo para llegar a tus creencias fundamentales. En cada paso, pregúntate qué significaría si tu pensamiento fuera correcto.

. . .

Ana usó la técnica de la flecha hacia abajo para examinar las implicaciones de su pensamiento automático acerca de tener cáncer: puede usar la técnica de la flecha hacia abajo para explorar su propias creencias fundamentales.

**¿De dónde proceden nuestras creencias fundamentales?**

Una parte significativa de la tendencia a experimentar emociones negativas, lo que los investigadores de la personalidad denominan "neuroticismo", depende de nuestros genes, y la investigación ha demostrado que las creencias fundamentales están ligadas a nuestros niveles de neuroticismo.

Es poco probable que las diferencias genéticas expliquen las creencias fundamentales específicas que mantenemos. Estas creencias particulares dependen de nuestras experiencias de vida.

Lucía lucha constantemente contra los sentimientos de no ser lo suficientemente buena de alguna manera. Ella ha tenido este sentimiento desde que tiene memoria y recuerda un sentimiento similar desde el jardín de infancia. Había luchado con el TDAH cuando era niña y, aunque era muy inteligente, había llegado tarde a aprender a leer. Sus padres hicieron que repitiera el jardín de infancia cuando se mudó a los distritos escolares para darle la oportunidad de ponerse al día con sus compañeros.

. . .

La hermana pequeña de Lucía, Georgina, estaba leyendo antes de los cinco años, y sus padres frecuentemente elogiaban a Georgina por su comportamiento tranquilo y éxito en la escuela. Como adulta que es, ahora mira hacia atrás, Lucía sospecha que sus sentimientos de insuficiencia se basan en parte en la decepción que sintió de sus padres y en su creencia de que amaban a Georgina más de lo que la amaban a ella.

Es poco probable que un solo evento de desaprobación de los padres o burlas leves deje una marca duradera. Sin embargo, un patrón general de tratamiento probablemente determinará la forma en que los individuos ven el mundo y se ven a sí mismos. Si el evento es lo suficientemente traumático, incluso un solo episodio puede moldear nuestras creencias. Por ejemplo, un asalto puede cambiar nuestra opinión sobre lo seguro que es el mundo, al igual que una única traición puede alterar nuestra capacidad de confiar en los demás.

También podemos desarrollar creencias fundamentales basadas en cosas que observamos a medida que crecíamos. Por ejemplo, si fuimos testigos de que nuestro padre siempre está estresado por las finanzas, es posible que hayamos desarrollado una creencia fundamental sobre la escasez económica. O si nuestra madre nos advertía continuamente que tuviéramos cuidado, podríamos desarrollar una creencia fundamental sobre el mundo como un lugar de constante amenaza.

Algunas de las creencias que desarrollamos antes en la vida pueden haber tenido sentido en ese momento, pero ahora son menos útiles. Por ejemplo, un niño que creció con un padre abusivo podría haber aprendido que defenderse a sí mismo sólo lo llevó a más abuso.

Como resultado, desarrolló la creencia central de ser indefenso, que reflejaba la impotencia de su situación. Décadas después, esta creencia puede persistir, aunque ya no sea un niño dependiente.

Tómate un tiempo para pensar en tu historia. ¿Hay algún evento que se destaque como posible contribuyente a sus creencias fundamentales? ¿Cuáles fueron las dinámicas familiares predominantes a medida que crecía? ¿Qué le enseñaron antes en la vida, intencionalmente o no? ¿Y cómo podrían estas experiencias haber afectado su visión del mundo, de otras personas y de usted mismo? Tómate un tiempo para escribir tus pensamientos en tu diario.

7

## Cambia Tus Creencias Fundamentales

Quieres avanzar en la vida y encontrar la plenitud. No puedes ver esto si tienes creencias que te retienen. Para eliminar con éxito estas creencias limitantes, las siguientes estrategias deberían ser de ayuda:

En voz alta, lee tu opinión y pregúntate si sabes que es verdad.

Comprueba si lo has experimentado muchas veces para corregirlo. Ten en cuenta que concluir experiencias limitadas no te dará la respuesta correcta. Asegúrate de no tener ninguna duda al establecer la creencia como verdadera.

No es posible que una persona sin dinero sepa cómo tenerlo y las consecuencias de tenerlo.

También debes establecer si el origen de tu creencia es creíble o no. Las ideas se desarrollan a partir de experiencias personales y consejos de expertos. Confía en la información de los expertos para cambiar su forma de pensar.

Haz una declaración simple y audaz y decide no creer más en la creencia que tienes porque no es válida.

Cuando una persona declara audazmente su intención, y por lo general tiene un gran impacto en sus vidas, para reforzar que tu creencia es falsa, busca evidencia que respalde este hecho, como:

- ¿Quién te dijo que no tienes experiencia ni conocimiento sobre el tema?
- Has confiado en la experiencia de otras personas pero aún así, nunca has intentado probar lo que te dicen
- Contra todo pronóstico, otros que estaban más desfavorecidos que tú lo han logrado y tú lo has presenciado

Si piensas en esas líneas, comenzarás a dudar de la validez de la creencia limitante que has sostenido.

Investiga y lee más sobre el tema que siente que sus ideas son limitantes y veas cómo puedes cambiar. Visualizate cambiando tu vida eliminando la creencia.

. . .

## Piensa en una nueva creencia que sea beneficiosa

Para cada creencia limitante, propón un punto de vista opuesto. Piensa en la idea que mejorará tu vida y te motivará a mejorar tu experiencia. Has esto obteniendo evidencia que apoye tu nueva creencia positiva. Esto ayuda a crear estabilidad para su comprensión.

Por cada nueva creencia, asegúrate de obtener pruebas que respalden tu veracidad.

## Evalúate a ti mismo

Con cada día, considera la posibilidad de realizar una auditoría adecuada de ti mismo. Evalúa cómo te sientes con la nueva creencia. ¿Qué piensas de tu opinión? ¿Cuál es tu instinto con respecto a la idea original? ¿Sientes que tu comportamiento está cambiando?

Tienes que ser genuino con la respuesta que se te ocurra.

Si puedes cambiar tus creencias, la forma en que te comportas y te sientes cambiará. La vida de cada persona es una manifestación de tus sentimientos. Cuando realmente cambies tus expectativas, también podrás transformar tu vida por completo.

Sigue volviendo a tu lista de creencias y sigue cambiando aquellas que influyen negativamente en tu vida. A medida que avance en la realización de los cambios, descubrirá otras creencias limitantes y trabajará para mejorarlas.

Con cada paso de tu vida, establecerás nuevas metas que lo desafían de manera diferente.

Con cada nueva meta que establezca, evalúa cómo llegar allí, los posibles obstáculos y las creencias que tiene que pueden limitarlo para lograr las metas.

Adquiere el hábito de evaluarte continuamente, identificar las creencias limitantes y eliminarlas.

**Psicología y espiritualidad para cambiar tus creencias fundamentales**

La psicología se define como el estudio de cómo funciona nuestra mente y cómo afecta nuestro comportamiento. La psicología como ciencia investiga las causas de las acciones y también se puede utilizar para cambiar las prácticas.

. . .

La espiritualidad es diferente a la religión. Se trata de comprender quién eres mirando más allá de lo que vemos. La espiritualidad es fundamental para formar las creencias fundamentales de una persona.

Las creencias fundamentales de las personas afectan su comportamiento externo. A través de la psicología y la espiritualidad, uno puede transformar sus vidas en lo que visualizan. Esto se puede lograr mediante una transformación de la mentalidad.

La mayoría de los problemas que las personas encuentran son el resultado de tener creencias o preguntas subyacentes. Tanto la espiritualidad como la psicología buscan transformar tus pensamientos para mejorar tu vida.

Para cambiar tu vida, debes comenzar por transformar completamente tu forma de pensar. La naturaleza de tus pensamientos determina la calidad de tu vida. Los pensamientos positivos, el optimismo, los sentimientos y las emociones generan alguna forma de energía en su sistema que le permite tener alegría interna.

Cómo actuamos, es una manifestación directa de nuestros pensamientos. La psicología y la espiritualidad trabajan juntas para lograr un cambio en la forma de pensar de una persona y generar felicidad y satisfacción en nuestra vida diaria.

Es posible cambiar tus pensamientos y transformar tu vida. Aquí hay una lista de formas que puedes utilizar para mejorar tus ideas y transformar tu vida de manera positiva.

1. Crear afirmaciones positivas

Las afirmaciones también pueden ser perjudiciales. Desafortunadamente, la mayoría de la gente está acostumbrada a hacer afirmaciones negativas. Cuando una persona piensa repetidamente que va a fallar, es un ejemplo de una declaración negativa. Tanto las afirmaciones negativas como las positivas afectan el funcionamiento de tu cerebro.

Los mantras son ejemplos de afirmaciones positivas. Los mantras son casi sagrados con un significado espiritual. Al crear afirmaciones positivas, no deben ser débiles ni promedio.

Ejemplos de afirmaciones negativas son: "No puedo. Es imposible." Por otro lado, las afirmaciones positivas son determinadas y contundentes como "yo puedo o quiero".

Tu cerebro responde a cómo piensa y, como tal, dirige al resto de los órganos del cuerpo para que actúen según tus pensamientos.

. . .

2. Saber cuándo detenerse

A muchas personas les gusta pensar en las desgracias que se van encontrando en el camino. Los males que perciben fueron cometidos contra ellos por sus seres queridos. Siguen maldiciéndose a sí mismos por los errores que cometieron y analizando lo que podrían haber hecho de otra manera.

Está bien aprender de nuestro pasado y planear hacerlo mejor en el futuro. Sin embargo, no es saludable vivir en el pasado porque nos olvidamos de seguir adelante con la vida.

3. Deja de ser masoquista

Muchas veces la gente quiere revolcarse en la autocompasión y la miseria. Creamos pensamientos de autocastigo y disfrutamos de ese estado mental; nos enfocamos en pensamientos pesimistas y en ser consistentemente pesimistas. Algunas personas creerán que tienen mala suerte por naturaleza, por lo que nunca sucederá nada bueno en sus vidas.

Este tipo de pensamientos son dañinos para tu mente e igualmente perjudiciales para tu salud física.

4. Cuenta tus bendiciones y tus alegrías

No des por sentado tus bendiciones y tu alegría. Deja de quejarte cada vez que te enfrentes a un desafío. Puedes contrarrestar esto recordando siempre a aquellos que son menos afortunados en la vida que tú. También es posible que una situación haya sido peor, piénsalo también.

Practica la gratitud para disfrutar la plenitud de la vida.

Cuando estás agradecido, lo negativo se convierte en positivo. Donde hay caos, vuelve el orden. Donde hay confusión, se vuelve claridad. Esto solo es posible teniendo una actitud agradecida.

5. Aprecia lo que tienes

La manera más fácil y excelente de transformar tus pensamientos es disfrutando y apreciando lo que tienes.

En lugar de sentirte triste por lo que aún no has logrado en la vida, intenta apreciar dónde te encuentras en este momento.

Es bueno fijar la vista en cosas más importantes. Sin embargo, para llegar a esas grandes alturas, debes comenzar donde estás y disfrutarlo. Si no logras tus metas, aprecia lo que tienes hasta ahora y esto te motivará a hacer más.

6. Disfruta tus logros

Lograr tus metas y disfrutarlas son dos cosas diferentes. Mucha gente se propuso tener metas en mente. Tan pronto como lo hacen, se inquietan y buscan más en lugar de disfrutar de lo que han logrado. Si su objetivo era lograr algo, siga sus metas y, una vez que lo haga, aprecia el esfuerzo y el logro.

7. Cuando lleguen las pruebas, mantente erguido

Es natural sentirse desmotivado y desmoralizado cuando enfrentamos condiciones desafiantes.

Dejamos de movernos y nos enfocamos en explorar el peso de los desafíos. Sin embargo, intenta levantar el ánimo y te sentirás mejor.

Mantén la cabeza en alto y, con determinación, afronta los retos para salir de ellos con éxito.

8. Disfruta del niño que hay en ti

Los niños son puros en su pensamiento e inocentes.

Pelearán con sus amigos y lo olvidarán tan rápido y comenzarán a jugar juntos una vez más. Desafortunadamente para los adultos, tenemos problemas dentro de nosotros que envenenan nuestro espíritu y nuestra mente.

De niños, es fundamental practicar el perdón y olvidar un incidente tan pronto como ha sucedido y se ha hablado de él.

. . .

9. Busca ser feliz y estar contento

La mayoría de la gente asocia su felicidad con eventos futuros. Vinculan su felicidad a sucesos futuros, y si esas cosas no suceden, ya no son felices.

No pospongas tu alegría, en cambio, disfruta tu momento hoy porque el mañana no te pertenece.

10. Controla tu estado de ánimo

No seas un sirviente de tus estados de ánimo, en cambio, conviértete en el amo. Recuerda, tú defines tu felicidad. Nunca permitas que las circunstancias o las personas apaguen tu espíritu y te hagan infeliz.

Otras personas asocian su felicidad a las posesiones materiales; no pongas tu placer en las cosas. Elegir ser feliz, sin importar la situación. No permitas que los corazones rotos dominen, en cambio encuentra alegría en todas las circunstancias.

11. Decídete a tener un día feliz

Todos los días vienen con sus desafíos y situaciones que pueden desencadenar la infelicidad. Despierta todos los días con la determinación de ser feliz. Identifica las cosas que te traen alegría y concéntrate en ellas.

. . .

Mira a la naturaleza en busca de inspiración y alegría. Proponte mantener la calma a pesar de las situaciones que puedas enfrentar y mantente feliz.

12. Honra tu cuerpo porque es tu templo

Considera que tu cuerpo es sagrado. Limpiar bien y evitar tirar basura, comida tóxica y pensamientos negativos en él. Para mantenerte feliz, debes mantenerte saludable, tanto mental como físicamente. Realiza ejercicios físicos activos con frecuencia y lee contenido inspirador que actúe para motivarte.

13. Aprende a meditar a diario

La meditación no tiene por qué ser complicada, como han hecho algunas personas. Todas las noches, busca un lugar tranquilo, concéntrate en cómo estuvo tu día y presta atención a las cosas buenas que lo hicieron sentir bien. Si sucedió algo no tan agradable, concéntrate en las lecciones que aprendiste de la situación, pero no atraigas pensamientos negativos arrepintiéndote. Al hacer esto, llenas tu mente de gratitud y creas un yo más feliz.

14. Olvídate de cambiar el mundo pero concéntrate en mejorarte a ti mismo

Cuando la gente no cumpla con sus expectativas, no te enojes. No puedes cambiar el mundo, pero la mejor manera es cambiar tu forma de ver el mundo cambiándote a ti mismo. Al cambiarte a ti mismo, te permites adaptarte a las situaciones que te rodean y, al hacerlo, evitas el estrés.

15. Usa lo que tienes y haz lo mejor que puedas con eso

No concentres tus energías en pensar en lo que podría ser mejor. En su lugar, tome lo que tiene y sáquele el mayor provecho. El mundo no es ideal. Olvídate de las imperfecciones que te rodean. Cambia tus pensamientos y cambia tu mundo.

Los pensamientos son convincentes. Tus ideas pueden ser un obstáculo para tu felicidad o la causa de tus problemas de salud mental. Estás transformando tus pensamientos da como resultado la transformación de tu forma de pensar. Cuando cambias de opinión, vives una vida más saludable, feliz y satisfactoria.

La terapia cognitivo-conductual se enfoca en transformar su mentalidad de negativa a positiva. Identificar tus creencias fundamentales y cómo afectan tu patrón de pensamiento es el comienzo de tu transformación.

# 8

## Elimina La Dilación Y Supera La Preocupación, El Miedo Y La Ansiedad

### Cómo maneja la TCC la ansiedad

La ansiedad es la inquietud que un individuo puede sentir por una persona, objeto, lugar o situación en particular. A veces, tomando forma como miedo o preocupación, la preocupación es un sentimiento tan familiar que aparece y desaparece en la vida de todos.

Sin embargo, algunos desarrollan ciertos tipos de trastornos de ansiedad que pueden provocar reacciones extremas e irracionales o respuestas conductuales. Los trastornos de ansiedad son problemas psiquiátricos que pueden hacer que una persona sienta una intensa emoción negativa que puede conducir a circunstancias desfavorables.

Hay seis tipos principales de trastornos de ansiedad, los cuales involucran ciertos tipos de ansiedad y diferentes formas de desencadenarla y abordarla. Muchos profesionales de la salud mental consideran ampliamente la terapia cognitivo-conductual (TCC) como la intervención psicosocial preferida por la mayoría de ellos.

Aparte de su impresionante eficacia, también ayuda al individuo a llevar una vida mejor incluso con el trastorno.

Les enseña muchas habilidades valiosas que les ayudarán a sobrellevar sus condiciones. A continuación se enumeran algunos de los trastornos de ansiedad y cómo la TCC puede ayudar a las personas a superar cada uno de ellos.

**Trastorno de ansiedad generalizada (TAG)**

Uno de los trastornos de ansiedad más prevalentes, el trastorno de ansiedad generalizada (TAG) se caracteriza por una preocupación excesiva por casi todo en la vida de una persona sin una causa o razón en particular que explique el por qué.

Las personas que tienen TAG tienden a darle mucha importancia a todo. Se vuelven ansiosos por todo en su vida, ya sea su situación financiera, el trabajo, la familia, los amigos o la salud, y siempre están preocupados por la posibilidad de que suceda algo terrible. Esperan el peor de los casos sobre todo y siempre tratan de ver las cosas desde un punto de vista negativo.

Dicho esto, es fácil ver cómo el TAG puede dificultar que alguien viva una vida feliz y saludable. Puede ser un obstáculo para tu día a día y convertirte en un problema con respecto a tu trabajo, familia, amigos y cualquier otra actividad social. Algunos de los síntomas más comunes del TAG incluyen preocupación o tensión excesiva, cansancio, incapacidad para descansar, dificultad para dormir, dolores de cabeza, cambios de humor, dificultad para concentrarse y náuseas.

Sin embargo, afortunadamente, la TCC ha funcionado de maravilla en el tratamiento de todos estos síntomas y más. Con la ayuda de la TCC, las personas que padecen TAG pueden cambiar los pensamientos negativos por positivos, lo que mejorará sus comportamientos para mejorar.

Existen varias técnicas de TCC que las personas con TAG pueden aplicar para controlar mejor sus síntomas.

Por ejemplo, si tienes TAG y quieres sentir alivio de todo el músculo y la tensión en tu cuerpo, puedes probar el yoga, mientras que la meditación puede ayudarte a dejar de pensar demasiado; y los ejercicios de respiración son funcionales para practicar cuando comienzas a sentirte ansioso nuevamente.

Se ha demostrado que el yoga ayuda a reducir el estrés de una persona, lo que a su vez, relaja sus músculos. Hay varias posturas y rutinas de yoga diferentes que puedes encontrar en internet diseñadas para aliviar tu estrés y ansiedad. Algunos ejemplos incluyen la postura del águila, la posición de cabeza, la postura del niño, la postura de la media luna y la postura de las piernas sobre la pared.

Si necesitas ayuda para comenzar a usar el yoga para aliviar parte de la angustia que puedas sentir por el TAG, aquí hay un resumen rápido de cómo puedes hacerlo:

- Ve al gimnasio e inscríbete en su clase de yoga.
- O si lo prefieres, puedes quedarte en casa y hacer yoga tú solo.
- A menudo es mejor hacer yoga por la tarde o al final del día, como una forma de descomprimir.
- Prepara tu tapete y, si quieres, pon música relajante.
- Inhala y exhala profundamente.
- Debes ser consciente de tu respiración a medida que avanzas en cada pose.
- Tómate tu tiempo para revisar todos los movimientos.

- Lo más importante es divertirse y mantener la mente despejada.

Por otro lado, si el síntoma más problemático de su TAG es pensar demasiado y la confusión emocional, no la tensión muscular y el dolor crónico, entonces la meditación podría ser la mejor opción. La técnica TCC es para ti. Así es como puedes hacerlo:

- Descarga algunos videos de meditación guiada en línea
- Escúchalos con regularidad, preferiblemente todos los días (cuando te despiertes o cuando te vayas a dormir es lo más ideal).
- Encuentra un lugar tranquilo para hacer esto, donde puedas estar solo y lejos de distracciones.
- Dedica toda tu atención a estas meditaciones de 10 a 30 minutos. No pienses ni te preocupes por nada más mientras lo haces.
- Establece como regla que una vez que comiences a meditar, debes olvidarte de todo lo que sucede en tu vida y concentrarte en el momento presente.
- Repite todo lo que dice el instructor en la meditación guiada.

Al meditar, le estás dando a tu ansiedad una salida saludable y positiva y liberando la tensión física de tu cuerpo.

· · ·

Cuanto más lo hagas, más paz sentirás y más fácil te resultará superar tu ansiedad.

Al usar TCC, una persona con TAG tendrá una perspectiva de vida mucho más favorable. En lugar de preocuparse siempre y pensar en el peor de los casos, la TCC refuerza una perspectiva optimista y razonable de la vida, que también tendrá un impacto positivo en tu comportamiento. La mayoría de las veces, pasarán de ser una persona tensa y nerviosa a una persona relajada y tolerante que no asume lo peor de todo.

## Ansiedad social

Otro tipo común de ansiedad es la ansiedad social, que se caracteriza por una angustia inmediata cada vez que se conoce o se interactúa con personas desconocidas. Afecta a más de 15 millones de adultos estadounidenses y puede considerarse uno de los tipos de ansiedad más prominentes en el país.

También conocida como "fobia social", las personas con ansiedad social a menudo muestran signos o síntomas visibles que indican tu malestar ante la situación. Algunos de estos síntomas pueden incluir rubor, tartamudeo, aumento de la frecuencia cardíaca, sudoración, incomodidad o molestia y, en el peor de los casos, experimentar un ataque de ansiedad en toda regla.

Si tu eres una de las muchas personas que sufren de ansiedad social, entonces comprenderás la perturbación que puede causar en tu vida. Debido a que le impide muchas interacciones sociales, es posible que tengas dificultades para conectarte con otras personas y hacer nuevos amigos. Esto también puede afectar tu personalidad, ya que puede evitar que te diviertas cuando sales con amigos, ya que no te atreves a ponerte de pie y hablar por ti mismo.

Tienes miedo de involucrarte en situaciones sociales y haces todo lo posible por mantenerte en secreto lo más posible y evitar interactuar con otras personas.

Aunque las personas con ansiedad social saben que su reacción a la situación puede ser exagerada o irrazonable, parece que no pueden mantener a raya el estrés y las emociones. A menudo parecen impotentes cuando luchan contra esta emoción y, a veces, al final, la ansiedad se apodera de sus vidas. Debido a estos síntomas, es posible que hagan todo lo posible para evitar situaciones en las que puedan verse presionados a socializar con otras personas a toda costa.

Para superar la ansiedad social, muchas personas han acudido a terapia. La terapia cognitivo-conductual (TCC) es uno de los tratamientos más comunes y utilizados para este problema en particular. Con una variedad de métodos y técnicas diferentes, la TCC puede ayudarte a superar tu ansiedad social al llegar al meollo del problema de tus pensamientos.

Todo lo que sentimos y hacemos proviene de nuestros pensamientos. Entonces, la TCC altera la forma en que las personas procesan la información y convierte los pensamientos negativos en positivos.

A su vez, genera estados de ánimo positivos que también pueden conducir a acciones o comportamientos favorables. Al relacionar la TCC con la ansiedad social, intentas deshacerte de todos los pensamientos negativos que pueden aparecer en tu mente cuando estás a punto de interactuar con otras personas.

Por ejemplo, cuando conoces gente nueva, puedes pensar instantáneamente que tal vez te odien o no les guste la forma en que hablas o actúas de inmediato. Sin embargo, con TCC, eliminas este tipo de pensamiento. Mantienes una mentalidad abierta y positiva de las cosas que pueden suceder. La TCC también puede ayudar a las personas a calmarse cuando experimentan un ataque de pánico o cuando tienen un conflicto interno teñido de ansiedad.

Algunas técnicas de TCC están especialmente diseñadas para ayudar a las personas a superar diferentes tipos de situaciones. Por ejemplo, la reestructuración cognitiva se puede utilizar para tratar la fobia social. Puede ser crucial comprender tus factores desencadenantes, controla tus cambios de humor y mantén una mentalidad positiva en todo.

Normalmente, las personas tendrían que acudir a terapeutas para su propio tratamiento de TCC.

Sin embargo, hay algunas formas en las que aún puedes ayudarte cuando estés solo. Simplemente debes seguir una serie de pasos para superar la situación.

- Haz un esfuerzo por calmarte antes de interactuar con otra persona.
- Mira la situación actual a la que te enfrentas.
- Descríbetelo a ti mismo.
- Evalúa cómo esa situación en particular te hizo sentir e identifica esos sentimientos.
- Repasa tus pensamientos sobre ese escenario específico y analiza lo que está en tu mente.
- Piensa inmediatamente en cuándo te enfrentaste a esa situación. Los primeros pensamientos que te vienen a la cabeza son tus "pensamientos automáticos". Limita tus pensamientos automáticos negativos.
- Pregúntate qué provocó estos pensamientos.

Ahora bien, ¿son razonables estos factores desencadenantes? ¿Es tu visión negativa de ti mismo o la situación es justificable? Sé lo más objetivo posible y trata de no dejar que tus emociones se interpongan en tu camino.

. . .

Pronto, te darás cuenta de que tus pensamientos están equivocados y no son ciertos en absoluto. Son solo las mentiras que a veces te dices a ti mismo que alimentan tu inseguridad.

Esfuérzate por borrar esos pensamientos de tu mente reemplazándolos con la verdad. Por ejemplo, siempre que pienses: "No le agrado a nadie", responde automáticamente con "¡Oye! ¡Eso no es cierto! ¡Le agrado a (esta determinada persona)!".

La reestructuración cognitiva puede ser beneficiosa para las personas que intentan controlar o evaluar cómo reaccionan ante escenarios específicos. Puede ayudarlos a mejorar su estado de ánimo.

En cuanto a aquellas personas que todavía necesitan calmar sus nervios cada vez que se enfrentan a una situación que tanto temen, también pueden probar técnicas de relajación. Si bien ya hemos hablado mucho sobre yoga, meditación y ejercicios de respiración para ayudarlo a relajarse, aquí hay otro método que puedes usar para calmarte:

- Toma asiento y siéntate con la espalda recta.
- Coloca una mano a lo largo de tu pecho y la otra en tu estómago.
- Inhala por la nariz. Notarás que tu mano en el

área del estómago se mueve más, mientras que la otra mano solo debe moverse ligeramente.
- Exhala con la boca. Esto hará que tu estómago se mueva hacia adentro mientras que tu pecho aún se moverá levemente.
- Repite este proceso y cuenta cada respiración profunda que tomes. Imagina que con cada exhalación estás liberando energía negativa de tu cuerpo.
- Después de un tiempo, tu tensión muscular disminuirá y te sentirás mucho más tranquilo que antes. Sigue haciendo esto hasta que ya no sientas angustia ni ansiedad.

**Trastorno de pánico**

Los ataques de pánico se caracterizan por emociones inesperadas o sentimientos de temor cuando, de hecho, no hay una razón real para tener miedo. Tener ataques de pánico recurrentes sin ninguna razón aparente es lo que se conoce como trastorno de pánico. Esto se encuentra principalmente en adultos jóvenes de 20 años o más. Sin embargo, también pueden experimentarlo otros niños que también tienen síntomas similares al pánico.

Los trastornos de ansiedad pueden afectar significativamente la vida de una persona.

. . .

Estar siempre en riesgo de sufrir ataques de pánico espontáneos puede llevarlos a evitar salir y, por lo tanto, a aislarse de los demás. Las personas con trastorno de pánico suelen vivir con el temor de sufrir otro ataque de pánico, por lo que hacen todo lo posible por controlarlo o incluso esconderse de otras personas.

9

## Práctica La Atención Plena

No hay forma de que puedas aprender una nueva habilidad sin ningún tipo de guía o instrucción. Imagínate que te dan las llaves de un Ferrari y te piden que lo conduzcas con mucho tráfico, pero nunca has forzado un día en tu vida. Eso no funcionaría bien. Lo mismo se aplica cuando se trata de la atención plena. Si simplemente te estuviera diciendo: "Ve y sé consciente", entonces será mejor que termine esto aquí porque no hay nada más que hacer, supongo. No te preocupes. No te voy a dejar colgado.

En el centro de la terapia conductual dialéctica se encuentra la atención plena. Vamos a echar un vistazo a cada uno de los pasos que debes seguir para practicar la atención plena. No es suficiente saber que puede ayudarte. Quiero capacitarte con el conocimiento que necesitas para salvarte a ti mismo.

Ahora, puede que seas un poco escéptico de todo esto.

. . .

Quizás ya en más de un par de ocasiones, has considerado dejar esto a un lado, porque te resulta inconcebible que solo aprender la atención plena como una habilidad pueda ser todo lo que necesitas para cambiar tu vida. No es inusual que los pacientes con trastorno límite de la personalidad (TLP) se muestren escépticos ante todo el asunto. Para un problema tan complejo como el TLP, ¿cómo podría alguien sugerir algo tan simple y básico como la atención plena?

¿Qué diablos también significa "atención plena" de todos modos? ¿Lleno de mente? Estás tentado a asumir que es algún tipo de culto religioso hecho por los budistas, por lo que no debes prestarle atención. No hay forma de que se puedan resolver todos tus problemas simplemente respirando, cada vez que piensas. Todos estos son pensamientos lógicos.

Es natural levantar una ceja con sospecha ante todo el concepto, especialmente cuando no tienes idea de lo que significa practicar la atención plena, o cómo comenzarías en primer lugar.

**Sentar las bases**

Probablemente estés tratando de averiguar con qué frecuencia y durante cuánto tiempo debes practicar la atención plena cada vez. Como recién estás comenzando, debes comenzar con solo 15 a 20 minutos al día. Puedes dividirlo fácilmente en dos sesiones, una al comienzo del día y otra al final.

A medida que te acostumbres a tu práctica, podrías comenzar a agregar un poco de tiempo a tus sesiones todos los días. Vamos a cubrir las formas en las que puedes ser consciente durante todo el día. Aún así, también cubriremos los conceptos básicos de elegir un tiempo establecido cada día para una sesión formal más enfocada. Esto es importante porque ser deliberado al respecto es la única forma en que puedes ser consciente.

Una cosa más que debo mencionar es que no importa lo bueno que te vuelvas en ser consciente de ti mismo, debes asegurarte de mantener tu práctica día tras día.

Este no es un requisito previo. Encuentra un momento que sea conveniente para ti y comprométete con él.

Si encuentras que estás agotado para el final del día, entonces definitivamente sería mejor que practicaras por la tarde o por la mañana. Si tienes que empezar las mañanas temprano y tienes mucho qué hacer para preparar a tu familia para el día, es posible que desees considerar el mediodía o la noche para practicar. Todo depende de ti. La cuestión es que debes convertirlo en un hábito, y recuerda, la única forma en que se forman hábitos es la repetición constante. Haz lo que necesites para que esto suceda. Déjate una nota en algún lugar donde siempre pases, recuerda o establece un recordatorio en tu teléfono.

Si se trata de una práctica de atención plena sentado, lo mejor sería adoptar una postura en la que el pecho esté abierto, lo que significa que mantengas los brazos alejados del pecho. También debes asegurarte de que tu trasero esté firme y uniformemente plantado en el asiento. Elige un buen chai, que te permita sentarte cómodamente. Si necesitas algunas almohadas para apoyar tu espalda, usalas. Asegúrate de que tus pies estén apoyados en el suelo, firme y uniformemente. No cruces los tobillos ni las piernas. Tus hombros deben estar hacia atrás y erguidos.

No te encorves. Puedes mantener tus brazos sobre tu regazo. Si lo deseas, puedes girar las palmas hacia arriba.

Una parte considerable de esta práctica de atención plena también es consciente de tu postura al sentarte. Ahora que sabes cómo sentarte, practicarás mientras mantienes los ojos abiertos.

**Adueñate de tu mente**

. . .

Cuanto más practiques la atención plena, más encontrarás que eres dueño de tu mente. Tienes más control sobre ello. En este momento, puedo ver cómo pensarías que esto es una hazaña imposible. Sin embargo, ¡es verdad! A medida que practiques, descubrirás que no son tus emociones o tus pensamientos, sino algo más.

En su mayor parte, las personas tienden a ignorar qué tan habituales son los patrones de pensamiento. Nunca pensamos realmente en nuestro pensamiento, porque no nos enseñaron cómo hacerlo. Aquí es donde la atención plena puede volver a ayudar. Si tu mente no está entrenada, puede causarle mucho dolor y angustia sin que tú te des cuenta. Como un péndulo, te mueves de un extremo al otro. O te enredas tanto en tu mente que prestas demasiada atención a pensamientos específicos o te preocupas por el punto de obsesión y no puedes ver más allá de tu nariz. De cualquier manera, no prestas atención a tus hábitos de pensamiento.

Casi te parece que las cosas tienden a desarrollarse por sí solas y no tienes poder sobre cómo reaccionas. No necesito decirte cómo estar en un extremo o en el otro puede causarte problemas y sufrimiento. La atención plena te ayudará a crecer en curiosidad, conciencia y atención. Así es como finalmente dominarás tu mente y romperás los hábitos de pensamiento que tienes.

## La necesidad de curiosidad y atención

. . .

Cuando no desarrolles tu atención y cuando no sientas curiosidad por la vida, estarás atrapado en tus rutinas habituales.

Las rutinas pueden ayudarte a evitar el dolor que sientes, pero al final, también te mantienen atascado y esto puede agregar más dolor a largo plazo. Nunca vale la pena tratar de ignorar tus emociones y pensamientos.

Tienes que prestar atención a tus pensamientos. Esto significa que debes hacer una pausa de vez en cuando y echar una mirada imparcial a tu mente. ¿Qué tan rápido o lento estás pensando? ¿Tus pensamientos son un lío confuso o están bien estructurados?

¿Son cariñosos y amables o están enojados y resentidos?

¿Qué es exactamente lo que estás pensando?

El objetivo de la atención plena es hacerte cargo de tu mente y tus procesos de pensamiento y, por extensión, de tus emociones. A medida que prestes atención, la paz y la serenidad que sientes en tu vida se multiplicarán por cien.

. . .

Puede ser difícil creer que la atención plena pueda ayudarte a lograr todo esto, especialmente porque nunca lo has hecho antes, pero te prometo que funciona.

## La práctica

Mientras practicas, presta atención a cómo se sienten tu cuerpo y tu mente. Esto te ayudará a aprender todas las cosas que puedes hacer para disminuir tu sufrimiento a través de tus emociones y pensamientos. En el espacio de la terapia dialéctico-conductual (DBT), estas acciones se conocen como "qué" y "cómo", las habilidades "qué" son las acciones que realiza para ser consciente y "cómo" es la forma en que lo hace.

Prueba las prácticas que se te darán en este libro al menos una vez. Necesitarás un diario para que puedas tomar notas de tus experiencias después de cada práctica.

Descubrirás que algunas de las prácticas se sienten mejor para ti que otras, sin embargo, no las cumplas todavía sin intentarlo todo, para que puedas saber qué funciona para ti y qué no. El objetivo no es conseguir que te guste la práctica, sino animarte a ser más curioso y desafiar tu mente.

. . .

Una cosa más que debo mencionar es que tu mente divagará. Debes sentirte cómodo con ese hecho. Cuando notes que tu mente se ha desviado por la tangente, no te castigues. ¡Darte cuenta es un progreso! Así que simplemente devuelve tu mente a tu tarea consciente, sea la que sea. Cada vez que tu mente divague y la recuperes, mejorarás en el mantenimiento de la atención plena. Recuerda, tu mente es como un músculo. Así es como se vuelve más fuerte.

**El poder de la intención**

No puedes practicar la atención plena sin intención.

La intención es algo hermoso, porque si puedes hacer algo sin pensar, entonces con intención, puedes hacerlo con atención. Intención significa que estás eligiendo prestar atención a algo, con un objetivo específico en mente. Así que podrías cepillarte los dientes como siempre, mientras tus pensamientos están en piloto automático, preguntándote sobre facturas e hipotecas, o puedes gastar ese tiempo para darte cuenta de la forma en que te cepillas, la forma en que te sientes la boca, etc. Notas el deseo de pensar en cómo hacer frente a las facturas, pero luego vuelves a centrar tu atención en el simple hecho de cepillarte los dientes. Mientras te cepillas, tu mente divagará. Cuando lo hagas, simplemente puedes volver a cepillarte. Puedes hacer esto con cualquier actividad que realices con regularidad, ya sea conducir, caminar, lavar los platos o lavar la ropa. Así es como infundes la atención plena en tus actividades diarias.

Existe la idea errónea de que el objetivo de la atención plena es tener una mente que nunca divague. Eso es imposible. Siempre tendrás pensamientos en tu cabeza.

Esa es la función de tu cerebro. Lo que es la atención plena es elegir intencionalmente volver a enfocar tu atención en las tareas que tienes entre manos cada vez que tu mente divaga. No se trata de mantener la mente tranquila y vacía.

**Decidir, comprometerse, triunfar**

A medida que decidas practicar la atención plena, debes seguir recordándote a ti mismo lo que te has propuesto hacer y por qué. Importa que al principio tengas claro que vas a estar atento a la tarea que has elegido, ya sea lavar los platos o lavar el coche. Repítete a ti mismo que harás esto con atención y automáticamente tu cerebro tomará la señal de que necesita enfocarse en la tarea que tiene ante sí. Una vez que te comprometes de esta manera, es más probable que tengas éxito.

**Una práctica diferente para cada día**

. . .

Todo lo que necesitas hacer es intentar cambiar al menos una de las cosas que haces habitualmente todos los días, solo durante una semana. Intenta salir por la derecha si estás acostumbrado a hacerlo por la izquierda. ¿Sueles abrir puertas con la mano dominante? Comprométete a usar la otra mano. Se trata de hacer algo diferente durante un período determinado y prestar total atención al proceso.

## 10

## Manejo De La Ira Excesiva

**Pasos a seguir para controlar la ira**

En la vida, muchas cosas pueden estar fuera de nuestro control. Estas cosas varían desde el clima, el pasado, otras personas, pensamientos intrusivos, sensaciones físicas y las propias emociones.

A pesar de todo esto, el poder de elegir siempre está disponible para cualquier ser humano.

Aunque uno no pueda controlar el clima, puede decidir si usar ropa gruesa. También se puede elegir cómo responder a otras personas.

**Se rompe la regla de "debería"**

. . .

Todo el mundo tiene algunas reglas y expectativas para el comportamiento de uno y también para el comportamiento de otras personas. Algunas de estas reglas incluyen, "Debería poder hacer esto", "Ella no debería tratarme así" y "Deberían mantenerse fuera de mi camino". Desafortunadamente, nadie tiene control sobre las acciones de otra persona. Por lo tanto, estas reglas siempre están destinadas a romperse y las personas pueden interponerse en el camino de uno. Esto puede resultar en ira, culpa y presión.

Por lo tanto, es esencial romper primero estas reglas de "debería" para combatir esta ira. El primer paso para romper estas reglas es aceptar la realidad de la vida de que alguien por lo general tiene muy poco control sobre la vida de otras personas. El paso adicional es que uno elija una dirección basada en sus valores. ¿Cómo conoce uno sus beneficios? Uno puede identificar sus valores por lo que los enoja, los frustra o incluso los enfurece. Por ejemplo, tomemos la regla de "Deben mantenerse fuera de mi camino". Esta regla puede significar los valores de la comunicación, el progreso o incluso la cooperación.

- ¿Qué significan estos valores para alguien?
- ¿Tiene uno control sobre ellos?
- ¿Qué quiere uno a largo plazo?

Finalmente, uno puede actuar por sus valores. Para

ayudar con esto, aquí hay dos preguntas que uno debe hacerse:

- ¿Qué pasos constructivos se pueden tomar en esa dirección?
- ¿Qué es lo que duele?

El segundo paso es encontrar la causa real del dolor o el miedo después de romper las reglas. Estas reglas generalmente no significan lo mismo porque algunos estados del ser pueden dañar la autoestima más que otros.

Tomemos el ejemplo de Andrea, quien espera que nadie hable mal de ella para entender esto mejor. Entonces, de repente, Ricardo se le acerca y le dice todo tipo de cosas.

Esto, por lo tanto, enfurece a Andrea. En tal escenario, Andrea debería preguntarse qué le duele. La respuesta a esta pregunta hará surgir una creencia generalizada sobre Ricardo y ella misma. Ella pensará que "Ricardo es grosero", "Ella es impotente" o incluso que "La están convirtiendo en la víctima". Todos estos pensamientos pueden herirla.

Lo que también puede destruirla más es que no tiene control sobre el comportamiento de Ricardo.

. . .

Una vez que hayas notado que no tienes control, ahora puedes considerar ver las palabras de Ricardo como una mera opinión en lugar de un insulto. Esto hará que no se vea a sí misma como una víctima, sino como una persona que simplemente recibe una parte de la mente de otra persona sobre sí misma.

**Pensamientos cálidos**

Después de que uno ha identificado lo que les duele, ahora es el momento de identificar y, lo más importante, reemplazar los pensamientos cálidos, impulsados por la ira y con pensamientos reactivos más sensatos, más relajados y reflexivos. Aquí hay algunas ideas nuevas que pueden ser importantes para alguien:

Pensamiento cálido: "¡Qué malvado puede ser!"
Pensamiento frío: "Él piensa que es muy cariñoso".
Pensamiento cálido: "¡Son estúpidos!"
Pensamiento frío: "Son simplemente humanos".

Todos los pasos anteriores, cómo uno puede haber notado, se relacionan con los pensamientos.

Esto se debe a que primero hay que abordar las ideas antes de llegar a la emoción. En este paso, por lo tanto, uno va a responder a la propia excitación de la ira. Hay tres formas que se pueden seguir para responder a esta emoción:

Uno puede disfrutar de la relajación. Esta relajación puede presentarse de muchas formas, como disfrutar de la música, practicar una relajación muscular progresiva como el yoga y también la visualización.

También se puede utilizar ese sentimiento para hacer un trabajo constructivo. Cuando uno está enojado, generalmente hay una gran cantidad de energía que se usa en ese momento. Por eso, cuando están enojados, pueden romper cosas que nunca romperían cuando están tranquilos. Imagínate, por lo tanto, cuánto haría esa energía por alguien si solo se dirigiera a un trabajo constructivo.

También se puede intentar redefinir la ira cuando se enoja.

¿Qué significa esto? Una vez que una persona está enojada, uno puede intentar recordarse a sí mismo que la violencia es un problema que alimenta la agresión y puede causar daño a sus seres queridos e incluso a uno mismo.

**Separación moral**

Este paso te ayudará a examinar las creencias que convierten la ira en agresión. Estas creencias suelen actuar como meras excusas o justificación de actos destructivos. Algunas de estas creencias incluyen "No me importa", "Esta es la única forma en que puedo hacer entender mi punto" o incluso "Ya es hora de que me reconozcan". Estas creencias deben identificarse lo suficientemente temprano y hay que deshacerse de ellas antes de que puedan engañar a uno para que hagas a un lado la moral. Una forma segura de deshacerse de ellas es recordarte a ti mismo el costo de tales creencias y las ventajas de esforzarte por comprenderlas.

**La agresión**

En este paso, ahora es necesario examinar los comportamientos que surgen de la agresión y tratar de combatirlos.

La lucha contra estos comportamientos se puede lograr si uno se calma y se pone en el lugar de otra persona.

Esto te ayudará a comprender por qué la otra persona está actuando de esa manera, qué puede estar sintiendo o incluso qué puede estar pensando. Este enfoque ayudará a:

- Disminuir la ira de todas las partes involucradas.
- Aumentar la posibilidad de tener una conversación razonable con las partes involucradas, y así todos serán escuchados.

**El desenlace**

. . .

El paso final de este procedimiento es reducir el resentimiento hacia los demás y también la culpa hacia uno mismo.

**Paso 1:** elige una situación desencadenante

A estas alturas, ya sabes las cosas que desencadenan la ira, la ansiedad y los sentimientos de malestar hacia ti. Trata de escribirlos en papel y selecciona uno que sea menos desafiante para ti, solo para empezar.

La razón por la que comenzamos con el menos desafiante es para que puedas practicar tus habilidades con éxito una a la vez hasta que puedas enfrentar tus peores miedos.

Esto puede llevar días o semanas, de ahí la necesidad de paciencia. Trata de salir de tu zona de confort mientras te aseguras de no sentirte abrumado. Sin embargo, si sientes que este proceso es emocionalmente abrumador, debes buscar la ayuda de alguien que pueda trabajar contigo, como un terapeuta, un amigo o un familiar.

**Paso 2:** céntrate en el presente mientras respiras lenta y profundamente

. . .

Una vez que sepas en qué disparador te gustaría trabajar, es esencial que hagas una pausa por un momento y cierres los ojos. Respira lenta y profundamente durante unos 5 a 10 minutos. Respira desde tu vientre y permite que todo tu cuerpo llegue al punto de relajación.

Enfoca tu mente en tu respiración con los ojos cerrados. En tu mente, escanea tu cuerpo de la cabeza a los pies, permitiendo que se libere cada tensión. Libera toda tensión en tu cuerpo para que te relajes.

**Paso 3:** identifica y siente tus emociones

Mientras te sientes centrado en tu respiración, comienza a traer ese disparador a tu mente. Puedes hacer esto simplemente tratando de recordar la ocurrencia más reciente / más relevante. Evita hacer algún juicio y haz una pausa por un momento para entrar en contacto con tus sentimientos y sensaciones. Toma nota de las emociones y sentimientos que tenías por dentro.

Ahora, intenta tomar respiraciones profundas y lentas sin dejar de sentir lo que sentiste cuando tuviste la ocurrencia. Empieza a preguntarte qué estás sintiendo en ese momento. ¿Sientes enojo? ¿Te sientes asustado? ¿Estás ansioso? Empieza a buscar las emociones que corren debajo de él. La ira no es más que una emoción secundaria que surge como un medio para tratar de protegerte de sentirte vulnerable.

. . .

¿Hay algo que subyace a esa ira? ¿Es dolor, vergüenza, miedo o algo más? ¿Qué sentimientos emocionales tienes?

Escríbelos en una hoja de papel normal o en un diario.

**Paso 4:** Siente y toma nota de la ubicación de las sensaciones en tu cuerpo.

En este punto, es fundamental que te tomes un momento, haz una pausa y siente que cada emoción recorre tu cuerpo. Toma nota de las sensaciones que sientes en diferentes partes de tu cuerpo. Para cada una de las emociones que se desencadenan, registra la sensación que sientes y en qué parte del cuerpo lo sientes. Puedes hacerlo asegurándote de mantener la imagen del evento desencadenante en tu mente.

**Paso 5:** Acepta tus sentimientos y ten la confianza de que puedes manejar tus emociones y sensaciones.

Aquí, es importante que sigas recordándote a ti mismo que tus emociones no definen quién eres. No eres tus emociones, sino solo un observador de ellas. Tienes que decirte a ti mismo que esas emociones que tienes son energía y que tus sentimientos son bolsillos o energía cargada que se asocia directamente con tus dolores y heridas del pasado.

. . .

En otras palabras, como un tomador de decisiones para tu vida, tienes el libre albedrío para elegir lo que quieres. Puedes respirar en situaciones dolorosas, temerosas y ansiosas. Mientras lo haces, observa esas sensaciones y los sentimientos emocionales cambian, aléjate y permítete liberarlos. Afírmate a ti mismo que tienes el poder de aceptar estos sentimientos tal como son en ese mismo momento.

Empieza a decirte a ti mismo que puedes manejarlo. Repítete que eres lo suficientemente fuerte para manejar la situación con facilidad, calma y sabiduría. Date cuenta de que una de las ventajas más poderosas que tienes sobre las emociones negativas es recordarte el momento en que las tuviste y cómo las manejaste con éxito.

**Paso 6:** Identifica lo que te dices a ti mismo en tu mente que desencadena el dolor

Ahora, comienza a tomar nota de tus pensamientos mientras imaginas el evento desencadenante. Registra cualquier pensamiento y sentimiento tóxico que te venga a la mente. La verdad es que lo que piensas a menudo desencadena un sentimiento emocional y sensaciones físicas en tu cuerpo. Así es como funciona el cerebro.

. . .

Todo lo que tienes que hacer aquí es observar esos pensamientos desde lejos. Recuerda que tú no eres la emoción ni los pensamientos; eres simplemente un observador que toma nota de las cosas a medida que suceden sin emitir juicios.

Siempre que tengas pensamientos perturbadores, imagina viajar en un tren lujoso que está acelerando. Imagínate que estás mirando por la ventana tomando nota de cada pensamiento o emoción que causa enojo y luego rápidamente cierras la ventana mientras regresas a tu cómodo asiento, tu lugar seguro.

Registra todo lo que te dices a ti mismo mientras tienes ese diálogo interno adyacente a las emociones y sensaciones físicas que experimentó.

**Paso 7:** Conéctate con empatía para que puedas comprender y validar tus experiencias

Es importante que continúes recordándote a ti mismo que, aunque otras personas o situaciones pueden desencadenar un sentimiento doloroso en ti, no son la causa de tu dolor. Es tu diálogo interno lo que te está causando tanto dolor.

Es lo que te dices lo que está desencadenando el resentimiento, la ira, la culpa y la frustración, entre otras emociones que puedas estar experimentando.

11

Haz Un Cambio De Ti Mismo

**RESOLUCIÓN DE PROBLEMAS**

El objetivo de la terapia cognitivo-conductual no es decirte a ti mismo que todo está bien y que no hay problemas. Los hay, para todos nosotros. Más bien, el objetivo es lograr una visión equilibrada y realista de las diferentes situaciones que nos permita reaccionar de manera efectiva y sin miedo, ansiedad o mal humor excesivos. Si bien el desafío de pensamientos y creencias es útil cuando los pensamientos y las creencias no son verdaderos o cuando una situación es inmutable, la resolución de problemas es buena cuando una situación es cambiante pero puede estar cargada de ansiedad. Los problemas también pueden estar relacionados con la depresión, problemas médicos, adicciones o problemas familiares.

Algunos tipos de problemas que podrían abordarse con este modelo incluyen mejorar la comunicación con su cónyuge, reducir alguna deuda que tenhas, lidiar con una restricción impuesta por una enfermedad, adherirse a una nueva dieta, dejar de fumar, llegar al trabajo a tiempo, averiguar el cuidado de los niños, o reducir la gravedad de los síntomas de la enfermedad.

El enfoque de resolución de problemas que se enseña con TCC tiene siete pasos.

**Paso 1:** Identifica y describe el problema. El primer paso es describir el problema a detalle. Escribe qué es, el período de tiempo, a quién involucra, dónde sucede, etc.

Si crees que tu descripción puede ser exagerada, puedes utilizar algunas técnicas de evidencia a favor o en contra para evaluarla con mayor precisión. Elige un problema específico que probablemente tenga una solución concreta.

**Paso 2:** Identifica las posibles soluciones. Piensa en todas las posibles soluciones que se te ocurran. No te preocupes por los detalles al principio, ya que incluso una solución que suene ridícula puede llevarte a una más realista. Piensa en el consejo que le podrías dar a un amigo en esta situación o en lo que has hecho en situaciones similares.

También puedes pedir consejo a otras personas. Mantén una mente abierta.

. . .

**Paso 3:** Evaluar posibles soluciones. Una vez que tengas algunas soluciones posibles, escribe los pros y los contras de cada una. En algunos casos, es posible que necesites el asesoramiento profesional de un médico, abogado o administrador.

**Paso 4:** Decidir sobre las soluciones óptimas y de respaldo. Basándose en los pros y los contras de las posibles soluciones, decide cuál es la mejor solución y una o dos soluciones de respaldo. Alternativamente, puedes simplemente clasificar las soluciones en orden de preferencia.

**Paso 5:** planifica lo que necesitas hacer. Planifica los pasos detallados necesarios para implementar la solución que identificaste. Dividirlo en pequeños pasos puede hacerlo más accesible.

**Paso 6:** Ejecuta tu plan. Sigue los pasos que enumeraste en el Paso 5. Si es necesario, cambia a uno de tus planes de respaldo.

**Paso 7:** Verifica y ajusta el plan según sea necesario. ¿Cómo te fue? ¿El problema está resuelto o reducido a un nivel manejable? Si el problema no se resuelve o si ha surgido un nuevo problema, puedes volver al Paso 1 y formular una nueva solución y plan.

## Dormir

Hay cosas que puedes hacer en tu vida fuera de las estrategias de la TCC que pueden beneficiar enormemente tu bienestar y aumentar la eficacia de cualquier terapia que utilices. Uno de los factores más importantes es el sueño.

Dormir lo suficiente es importante para el estado de ánimo, los niveles de energía, la salud física e incluso el equilibrio químico del cerebro. Cosas como la ansiedad pueden dificultar el sueño, creando un ciclo reforzador de estrés y agotamiento. Sin embargo, puedes hacer muchos cambios simples para ayudarte a dormir bien por la noche:

- No te quedes dormido más de una hora para recuperar el sueño perdido.
- No mires televisión, no uses aparatos electrónicos ni comas en la cama. Tómate treinta minutos a una hora antes de acostarte para relajarte.
- Evita tomar siestas de más de veinte minutos durante el día si es que eso hace que sea difícil dormir por la noche.
- No todo el mundo necesita ocho horas de sueño por noche. Concéntrate en conseguir un sueño reparador, en lugar de conseguir sueño

"suficiente", lo que puede provocar más ansiedad. Evita la cafeína, el alcohol y la nicotina en las cuatro horas antes de acostarte, o evítalos por completo si descubres que eres sensible a sus efectos.
- Haz actividad física durante el día, pero no en la noche. Pregúntale a tu médico acerca de los efectos secundarios de los medicamentos; algunos pueden provocar problemas para dormir.

**Alimentación saludable**

Muchas personas también descubren que una dieta más saludable contribuye a una mejor sensación de bienestar general. También puedes contribuir a la pérdida de peso y la mejora de otros factores de salud, aliviando la ansiedad en el proceso. Si crees que abordar tu dieta ahora te provocaría más ansiedad, déjalo para otro momento. Sin embargo, si te sientes motivado para mejorar tu dieta, házlo. Podría ser una forma eficaz de sentirte más saludable y menos ansioso o deprimido.

Hay dos planes de alimentación que están mejor respaldados en términos de literatura científica, y ambos pueden ser deliciosos, flexibles y sostenibles a largo plazo.

. . .

Fuera de los enfoques específicos, simplemente puedes aspirar a comer más frutas, verduras, cereales integrales, pescado, grasas como aceite de oliva y aguacate, nueces y semillas, y menos carnes rojas, lácteos ricos en grasas, harinas blancas y granos refinados, azúcares, aceites hidrogenados y alimentos procesados en general. Si te gusta cocinar, tomar clases de cocina y preparar comidas caseras más saludables podría ser una gran parte de tu estrategia de activación conductual.

**Actividad física**

En la activación conductual, mencionamos la actividad física como una forma de mejorar el estado de ánimo. La actividad física no tiene por qué significar ejercicio.

Muchas personas creen que deben ir al gimnasio y correr en una cinta de caminadora o andar en una bicicleta estática para que cuente. ¡Esto no es del todo cierto! Hay muchas formas agradables de estar activo que no te llevan a ningún lugar cerca de un gimnasio. Caminar, andar en bicicleta y hacer senderismo al aire libre puede ser divertido y relajante, y las investigaciones muestran que una caminata rápida puede ser tan útil como una carrera para mejorar la salud a largo plazo. Los deportes de invierno como el esquí y el patinaje también son geniales. Las actividades de baja intensidad como la jardinería, jugar a la pelota con tu hijo, trabajar en el jardín o limpiar activamente la casa también cuentan.

## Meditación Mantra

La meditación es una excelente manera de aliviar el estrés y cultivar la atención plena. Hay muchos enfoques, pero una forma fácil de comenzar es la meditación con mantras. Es una forma de meditación donde uno elige un sonido o frase y lo repite en cualquier lugar desde unas pocas a cientos de veces.

Puede ser tan simple como un sonido relajante, como "om" o "ah", o puede ser una frase en cualquier idioma que exprese sentimientos de compasión, bondad o paz. Puedes inventar uno tu mismo o utilizar un antiguo mantra tradicional que se ha murmurado durante siglos. Hay una gran flexibilidad en la meditación con mantras, lo que hace que esta poderosa técnica sea aún más accesible.

Expresa un deseo de bienestar para todos, paz para todos, plenitud para todos y felicidad para todos. Nuevamente, puedes encontrar muchos videos en línea que pueden ayudarte a dominar el canto al buscar esta frase.

Si ninguno de estos mantras resuena contigo, o si solo quieres hacer algo más personal, puedes crear tu mantra.

. . .

Puede ser tan simple como un juego de sonidos. con hacer diferentes sonidos de "ah", "eee" y "hmmm" hasta que encuentres uno que se sienta relajante y calmante.

Para crear un mantra compasivo, primero, piensa en el sentimiento que deseas expresar.

Podría estar relacionado con la bondad amorosa y la aceptación hacia ti mismo y hacia los demás, deseos de paz o cualquier otra cosa que desees recordar. Luego, intenta encontrar palabras que se ajusten al significado, que sea fácil y agradable de decir muchas veces seguidas.

Trabaja en papel si lo encuentras útil, o simplemente di las palabras en voz alta.

Cosas como "amor por todos los seres" o "paz interior y exterior" podrían funcionar. Una vez que hayas elegido un mantra, ¡puedes comenzar la meditación!

**Terapia de la naturaleza**

Estudios recientes han encontrado que interactuar con la naturaleza regularmente tiene un impacto tremendo en nuestro sentido de salud, felicidad y bienestar. Esto es especialmente cierto para la interacción creativa, más que basada en el conocimiento. No tienes que estar trabajando o corriendo, simplemente deambulando por un camino, sentado en un bonito lugar o dibujando algo que te parezca hermoso. Uno de los mayores impactos está en los niveles de estrés.

En un estudio de 2014 titulado, los investigadores de Finlandia concluyeron que las visitas cortas a los bosques o parques urbanos aumentaron considerablemente de manera positiva los sentimientos y llevó a los participantes a sentirse restaurados mientras disminuían el estrés y los niveles de cortisol.

**Naturaleza**

Ya hemos hablado de algunos de los beneficios de estar en la naturaleza para reducir el estrés. La naturaleza también es una fuente poderosa de momentos inspiradores que experimentan hermosos atardeceres, montañas, cascadas, olas rompientes, costas impresionantes, árboles gigantes y una maravillosa vida animal que puede hacerte sentir pequeño y maravillosamente conectado con el resto del mundo viviente. Reflexionando sobre el hecho de que las montañas en las que estás parado han estado allí durante millones de años, que el árbol que se eleva sobre ti está formado por pequeñas células relacionadas lejanamente contigo, o que los pájaros que se detienen a descansar en tu patio trasero saben cómo migrar inherentemente miles de millas puede proporcionar una perspectiva y desviar tu enfoque de los aspectos de tu vida que tú percibes como negativos.

Busca estas experiencias tanto como sea posible. Si tienes tiempo de vacaciones, asegúrate de ir a algún lugar con belleza natural, ya sea en el otro lado del mundo o solo a una hora de distancia en una reserva natural. Si te gusta la aventura y las actividades recreativas, haz algo emocionante en un lugar hermoso, como esquí, ciclismo de montaña, parapente o windsurf. Caminar, hacer senderismo, montar en bicicleta, montar a caballo o simplemente relajarte en presencia de impresionantes características naturales puede ayudarte a experimentar una sensación de asombro y poner las cosas en perspectiva.

**Terapia de observación de estrellas**

Puedes disfrutar del famoso video en internet donde aparecen miles de estrellas, simplemente busca terapia de estrellas en línea y te aparecerán miles de videos. Es una maravillosa meditación sobre la pequeñez de la tierra y la humanidad, tanto humillante como conmovedora.

**Espiritualidad**

. . .

Con demasiada frecuencia, la espiritualidad se confunde demasiado con la religión organizada.

Estos dos no son lo mismo. Todos los seres humanos tienen capacidad e inclinación espiritual. No tiene nada que ver con afirmar ciertas creencias, remitir a un hombre con un atuendo especial, o leer materiales de lectura específicos. La espiritualidad es nuestro sentido innato de asombro sobre nuestros orígenes, nuestro deseo de cuestionar, reflexionar y pensar sobre el significado de todo, y nuestra capacidad y voluntad de trascender el mundo material y nuestros deseos físicos en busca de algo que se sienta más profundo.

**Arte y música**

La belleza y la profundidad de la expresión humana a través del arte y la música pueden ser conmovedoras e inspiradoras. Escucha a los cantantes cuyas voces encuentres verdaderamente únicas y hermosas. Pon una ópera o una sinfonía con un final fabuloso y arrollador. Mira pinturas y esculturas que sean impresionantes en su estética, técnica o captura de emociones. Lee poesía que te conmueva con su sinceridad y creatividad.

12

## Romper Las Conexiones Tóxicas

La razón por la que parecen tan automáticos para desencadenar todo tipo de respuestas emocionales negativas es que has adquirido el hábito de responderles de esa manera. Continuamente eliges la peor interpretación. Si lo piensas, esto tiene mucho sentido en un nivel abstracto porque, al igual que con cualquier sistema, siempre buscamos hacer las conexiones más naturales y eficientes.

En otras palabras, buscamos continuamente el camino de menor resistencia. En consecuencia, nuestras mentes siempre mirarán los desencadenantes específicos y harán la conexión más rápida porque se necesita demasiado esfuerzo para examinar las cosas en función de los hechos a fondo.

Si bien este "pensamiento eficiente" funciona en muchos entornos diferentes, al tomar decisiones de rutina, por ejemplo, si se trata de tus asociaciones mentales, esto puede llevar a una sensación de impotencia. Es fácil sentir que mientras surgen ciertas situaciones, tu mente y tus emociones se ponen automáticamente en piloto automático y terminas haciendo cosas negativas. Es fácil concluir que no hay mucho que puedas hacer para salir de este ciclo.

Por ejemplo, una cosa es decirte a ti mismo que perdonas a tu ex novia por romper tu corazón. Aún así, en alguna ocasión que ves a un amigo tuyo etiquetar su nombre en las redes sociales, te activas. Llegan las lágrimas; la ira destella. Cualquiera que sea el caso, las emociones son fuertes y probablemente te estés pateando por sentirte así. Sin embargo, esto resalta el hecho de que hay algunos hábitos emocionales que debes dejar de lado.

**Necesitas romper las conexiones tóxicas en una pista separada con reforma narrativa**

La reforma narrativa, completa con el inventario y los procesos de interrupción, es esencial. Sin embargo, debes hacerlo por separado. Puede llevar bastante tiempo.

Para que comiences a sentirte mejor aquí y ahora, en lo que respecta a tu comportamiento automático y patrones de pensamiento, debes tomar medidas ahora para romper las conexiones tóxicas que padeces.

. . .

## Prepárate para las situaciones

¿Cómo se sale exactamente de una montaña rusa emocional cuando ciertas situaciones desencadenan una ola de emociones negativas que pueden hacer que tome malas decisiones? Al igual que nadar en la playa y lidiar con las olas, puedes nadar al azar y esperar que un arroyo no te golpee o te prepares para las próximas olas. Espero que sea muy obvio para ti, cuál es la dirección más inteligente a seguir. Es mucho mejor enfrentarse a situaciones que lo desencadenan que simplemente resolver la situación a "armarte de valor" la otra vez que suceda.

Por lo general, cuando piensas intelectualmente que has roto tus hábitos y sabes la manera correcta de responder, las cosas se desmoronarán una vez que estés allí. Una cosa es hablar de teoría; otra es vivir una experiencia que involucra todo tipo de factores desencadenantes del mundo real. Es por eso que prepararse para situaciones tan estresantes tiene mucho más sentido. Así es como lo haces.

### Prueba de vestido

¿Recuerdas la última vez que te dispararon? Quizás alguien te miró de manera incorrecta. ¿O alguien dijo una palabra que te hizo sentir mal? Cualquiera que sea el caso, repite esa escena en tu cabeza. Enumera los nombres, las miradas que te dieron y la gama completa de señales que percibiste negativamente. Una vez que tengas esa lista de factores desencadenantes, ensaya mentalmente cómo responderías. Hay varias formas de lidiar con estos factores desencadenantes.

Uno, puedes optar por reinterpretarlos. Tal vez la persona estaba pasando por un momento difícil y tenía esa expresión en su rostro. Quizás hubo algún tipo de confusión de la que no estabas completamente consciente, y es por eso que estaban actuando de cierta manera. En otras palabras, todo depende de ellos. No tiene nada que ver contigo. Cuando eliges responder a un disparador de esa manera, es difícil para ti encontrarte en un lugar emocional negativo porque no se trata de ti. Esta es una forma poderosa de sacarte a ti mismo de la ecuación porque el problema detrás de la señal sigue siendo completamente de la persona que envía esa señal.

Un gran enfoque para este ensayo general es simplemente repasar los diferentes mecanismos y estrategias de afrontamiento que podrías tomar para juzgar a otra persona. Es solo una falta de comunicación de su parte. Lo están pasando mal. Quizás tengan problemas. Quizás estén confundidos. Sea lo que sea, no tiene nada que ver contigo. Tienes que revisar esa lista mental. Además, debes aprender a tomar detalles fácticos específicos de lo que sucede a tu alrededor y reinterpretarlos de tal manera que lleve a esas conclusiones.

. . .

En lugar de apretar instintivamente el puño y golpear a esa persona en la cabeza, abres la palma de la mano y la extiendes en colaboración. Eliges eludir tus reacciones típicas a algo más proactivo, colaborativo, y todo podría conducir a un final más positivo. Hay muchas formas de hacer esto. Lo importante es que pasen por ensayos generales. No te concentres solo en las palabras que se dicen.

Concéntrate en las imágenes. Imagínate en una situación en la que esta persona te dice algo o te hace algo.

Continúa con estos ensayos generales para que, cuando sucedan, no te quedes con la respuesta predeterminada esencial.

Ya no estás restringido a reaccionar simplemente a lo que sucede. En cambio, estás respondiendo en función de tus valores más altos.

Esto es crucial porque si no respondes basándote en tus valores más altos, no los desarrollarás. Cuando no los mejoras, no los incorporas a tu personaje. Haces un trabajo pésimo al comunicarte con otras personas a tu alrededor que tienen esos mismos altos valores.

. . .

La conclusión es simple: actúa para producir comentarios positivos. Por lo menos, actúa, de modo que proporciones comentarios neutrales. Créeme, esto es mucho mejor que el ciclo de retroalimentación negativa que tus reacciones automáticas producen de manera rutinaria.

**Prepara tu lugar feliz**

Todo el mundo tiene un lugar feliz, esto no es necesariamente un lugar geográfico o una ubicación en un mapa.

Puede ser un recuerdo agradable. Piensa en cuando eras un niño y tu mamá te acunaba y te sonreía con cariño.

Te sentiste totalmente aceptado, totalmente protegido y amado.

Imagina una escena en la que tuviste a tus dos padres, brindándote toda la atención, el amor y el cuidado que puedas necesitar.

Este es un recuerdo potente porque te sientes completo.

. . .

No falta nada. No hay juicio. Cuando recuerdas estas escenas, piensas que no tienes nada de malo. No hay nada que demostrar. Todo está donde debería estar. Te sientes a gusto. Debes concentrarte en esos recuerdos y prestar atención a la gama de emociones que traen a la mesa. La mayoría de la gente tiene al menos un recuerdo feliz.

Llama a este tu lugar feliz.

Al seleccionar un recuerdo feliz, asegúrate de concentrarte en lo siguiente: Debes sentirte completamente aceptado. Debes darte una sensación de plenitud total. No falta nada en el escenario. No hay nada que tengas que demostrar. No tienes que ser alguien que no eres. No tienes que impresionar a la gente. Simplemente eres.

Esto resulta útil cuando te encuentras en una situación estresante. Esto es útil cuando estás cerca de personas que normalmente te desencadenan. En lugar de simplemente resignarte a otro viaje salvaje y lleno de baches en esa montaña rusa emocional, haces que se detenga. ¿Cómo? Tu aplicas los frenos simplemente llamando o activando tu lugar feliz. Así como los "estímulos negativos" lo agitan, también puedes contrarrestar esos desencadenantes con tu cómodo hogar.

Permítete sentirte transportado y relajado emocionalmente. Por lo menos, cuando piensas en tu lugar feliz, las cosas no están en modo de crisis. No estás en el peor de los casos.

Tienes espacio para respirar. Tienes espacio para conectar los puntos y comprender que hay una salida al problema en lugar de activar continuamente tus procesos de "lucha o huida".

## Adopta disparadores físicos para tu lugar feliz

Es fácil pensar que, en última instancia, tu lugar feliz sólo tiene que ser una respuesta racional. Sobre el papel, eso suena genial. Sobre el papel, todo el mundo es capaz de dar una respuesta sensata a los factores desencadenantes.

Sin embargo, cuando todas estas emociones negativas te están inundando, realmente no puedes volver atrás rápidamente y encontrar ese lugar cómodo y refugiarte allí.

En muchos casos, es demasiado tarde. El mejor enfoque sería adoptar algún tipo de disparador físico.

Una forma común de activar tu lugar feliz es respirar profundamente de forma sencilla. Cuando respiras profundamente, mide tu respiración y cierra los ojos, es más fácil visualizar ese lugar feliz. Es más fácil para ti beneficiarte de la relajación emocional y la sensación de plenitud, satisfacción y serenidad que trae a la mesa.

. . .

Tiene que haber algún tipo de desencadenante físico; de lo contrario, es demasiado fácil saltar de una señal emocional a otra y encontrarte perdido.

También tienes que crear un ciclo de retroalimentación positiva usando tu lugar feliz. Por ejemplo, si estás atrapado en una discusión y alguien está cerca de maldecirte, debe tirar de ese lugar feliz con una respiración profunda y luego crear un ciclo de retroalimentación positiva sonriéndole serenamente y luego hablando un poco más lento con él, revisando con calma los problemas. Esto los tranquiliza.

Al menos no sienten que vas a dar la vuelta y luchar contra ellos. Al menos creas una apertura para un diálogo genuino. Mientras llamas y dibujas desde el lugar feliz interno que tienes, te resultará más fácil sonreír o incluso bromear en lo que de otro modo sería una situación tensa y posiblemente explosiva.

**Cambiar los disparadores positivos**

Además de un lugar feliz y el desencadenante de esa respuesta, también debes buscar desencadenantes positivos. Cuando los detectes, permítete sentirte empoderado, positivo y feliz. Por supuesto, estos deben ser contextuales.

. . .

Tienen que tener sentido a la luz de lo que está sucediendo. No querrías encontrarte en un funeral, por ejemplo, y ser provocado por alguien que sonríe serenamente al difunto y se permite sentirse extasiado. Eso no tendría ningún sentido. Tienes que ser contextual. Independientemente, debes hacer esto. Encuentra desencadenantes positivos en cualquier situación que te permitan sentirte empoderado, positivo y feliz.

**Todo esto es bueno y todo, pero ahora viene la parte difícil**

Déjame decirte que no sucederá de la noche a la mañana. Todos somos criaturas de hábitos. Como mencioné anteriormente, casi siempre tomamos instintivamente el camino de menor resistencia. Así es como estamos conectados.

En consecuencia, tienes que seguir haciéndolo. Tienes que prepararte para tu feliz lugar. Tienes que desactivar estas señales negativas en tu cabeza. Tienes que tomar la iniciativa. Esto requiere mucha energía.

Sin embargo, la buena noticia es que cuanto más lo haces, más te acostumbras. Se vuelve cada vez más difícil para ti simplemente reaccionar. En cambio, te permites responder en función de tus mejores valores. Puedes poner tu mejor cara. Estás listo para sacar lo mejor de ti en lo que de otro modo sería una situación muy negativa.

13

# ¿CÓMO PRACTICAR LA TCC EN TU VIDA COTIDIANA?

**Ejercicio físico de bajo nivel**

La actividad física de bajo nivel puede ofrecer grandes beneficios. Te recomiendo que uses este tipo de ejercicio tanto como quieras, siempre que tu cuerpo esté de acuerdo con ello. Es menos probable que este tipo de actividades empeore el estrés. En cambio, deberían sentirse muy relajantes.

El ejercicio físico de bajo nivel puede ser una caminata, una sesión de yoga, un paseo relajado en bicicleta, una caminata o cualquier otra cosa que no sea muy desafiante físicamente. Hacer ejercicio físico de bajo nivel todos los días puede ser perfecto para tus niveles de estrés.

. . .

No tiene por qué ser tan difícil. Todo lo que tienes que hacer es caminar un poco (preferiblemente en la naturaleza).

**Entrenamiento de resistencia**

Si tienes la energía para hacerlo, hacer algo de entrenamiento de resistencia de vez en cuando puede ser muy bueno para tu resistencia al estrés y tu salud en general.

El entrenamiento de resistencia es cuando tu cuerpo empuja contra una fuerza. Los tipos más comunes de entrenamiento de resistencia son el levantamiento de pesas y otros tipos de entrenamiento de fuerza. Se podría pensar que suena estresante para el cuerpo levantar un poco de peso. Y tendrías toda la razón. Sin embargo, es un poco más complicado que eso.

El entrenamiento de resistencia pone algo de estrés en tu cuerpo a corto plazo. Sin embargo, esto no es necesariamente algo malo si tienes una rutina adecuada. La clave para un entrenamiento apropiado de la rutina de resistencia es tener el suficiente tiempo de recuperación.

Recomiendo de seis a nueve días.

. . .

Cuando haces entrenamiento de resistencia de esta manera, tu cuerpo se estresará momentáneamente después del ejercicio. Sin embargo, cuando permites que tu cuerpo se recupere durante seis a nueve días, aumentará tu resistencia al estrés a largo plazo. Entonces, cuando sigues esta rutina, intercambias algo de estrés a corto plazo por alivio y resistencia a largo plazo.

Sin embargo, si ya estás muy estresado, es posible que no desees el aumento temporal del estrés del entrenamiento de resistencia. Por eso te recomiendo que solo hagas entrenamiento de resistencia si sientes que tienes suficiente energía para hacerlo. Si lo haces, puede ser muy beneficioso para ti y puede hacerte más resistente al estrés con el tiempo.

**Ejercicio aeróbico**

El ejercicio aeróbico es frecuente y puede ser beneficioso.

Sin embargo, también puede requerir mucho esfuerzo y tiempo, lo que puede resultar bastante estresante.
El ejercicio aeróbico, también conocido como entrenamiento de resistencia o cardio puede ser como correr, nadar o andar en bicicleta. O puede ser casi cualquier deporte que requiera un movimiento constante. Si ya tienes una práctica de este tipo de ejercicio que te gusta, puedes seguir haciéndolo. Sin embargo, especialmente si también incluyes

buenas relaciones sociales, el ejercicio aeróbico no suele ser el primer tipo de actividad que recomendaría a las personas con problemas de estrés crónico.

Esto se debe a que el entrenamiento de resistencia se considera con frecuencia como algo que debes hacer todos los días, o al menos tres o cuatro veces por semana, durante 30 a 60 minutos para obtener buenos resultados.

Esto puede significar mucho tiempo para invertir, lo cual no es necesario. Además, puede ser muy agotador para tu cuerpo y simplemente poner más estrés en él. No es necesario que hagas ejercicio aeróbico durante varias horas a la semana para ver los excelentes beneficios de tu rutina de ejercicios.

Como dije, si tienes un ejercicio aeróbico que te gusta y que te hace sentir mejor, puedes seguir haciéndolo.

Sin embargo, solo harías ejercicio aeróbico varias veces a la semana por la diversión que podría proporcionar, no necesariamente por los beneficios. Si te diviertes haciéndolo, puede ser significativo.

. . .

Sin embargo, si deseas los beneficios para la salud y una mejor resistencia al estrés en el menor tiempo posible, existen mejores formas.

## HIIT

El entrenamiento de intervalos de alta intensidad o HIIT, te da una combinación de los efectos de sonido del ejercicio aeróbico y el entrenamiento de resistencia en un corto período de tiempo. Mejora tus mitocondrias, ayuda con la desintoxicación y la pérdida de peso y aumenta drásticamente los niveles de la hormona del crecimiento. En otras palabras, quizás sea la mejor forma de hacer ejercicio para tu salud.

En un entrenamiento HIIT, cambias entre hacer intervalos de alta intensidad y descansar. Por ejemplo, puedes correr durante 60 segundos y luego sentarte o acostarte durante 90 segundos. Y cuando digo sprint, me refiero a carrera.

Deseas hacer un esfuerzo real en esos 60 segundos, para que tu frecuencia cardíaca aumente tanto como sea posible. Cuando tu frecuencia cardíaca es alta, obtendrás los beneficios del ejercicio aeróbico mientras te relajas entre los intervalos.

Sin embargo, HIIT no tiene que estar ejecutándose. Puede ser cualquier cosa que te permita hacer un intervalo de alta intensidad y obtener tu frecuencia cardíaca rápidamente. Lo mejor de HIIT es que lleva muy poco tiempo. Simplemente haz los intervalos durante el tiempo que puedas, o durante un máximo de 15 minutos en total.

Esto significa que, como máximo, estarás haciendo seis sprints u otros intervalos de alta intensidad.

Además, solo tienes que hacer esto una vez a la semana. Solo una vez a la semana te brindará increíbles beneficios.

No tienes que dedicarle más tiempo. Cuando combinas HIIT con actividad física de bajo nivel durante toda la semana, tu rutina de ejercicios casi no requerirá tiempo y tendrás muchos beneficios. Tu resistencia al estrés también debería aumentar significativamente.

**Nutrición**

¿Lo que uno come tiene un impacto directo en la forma en que se siente? Trata de llevar una dieta balanceada compuesta de proteínas bajas en grasa, frutas, verduras y carbohidratos complejos. Disminuye tu consumo de alimentos que puedan afectar negativamente tu estado de ánimo o tu cerebro, como alcohol, cafeína, grasas saturadas y alimentos que tienen un alto nivel de conservantes químicos u hormonas.

. . .

No te saltes las comidas. Trata de comer algo al menos cada 3 o 4 horas, ya que pasar un período prolongado entre comidas puede hacer que te sientas cansado e irritable.

Minimiza los carbohidratos refinados y el azúcar. Es posible que desees o tengas un antojo por productos horneados, refrigerios azucarados o alimentos reconfortantes como papas fritas o pasta, pero estos alimentos rápidamente causan niveles de energía más bajos y un colapso en el estado de ánimo.

Concéntrate en carbohidratos complejos.

Aumente su consumo de alimentos, como pasta integral, papas al horno, pan integral y avena, ya que pueden aumentar los niveles de serotonina sin causar un colapso.

Aumenta tu ingesta de vitaminas; come más verduras de hoja verde, frutas cítricas, huevos, pollo y frijoles. Comer superalimentos, como espinacas, arroz integral y plátanos, son ricos para estimular el estado de ánimo.

Los ácidos grasos omega-3 también pueden desempeñar un papel vital para estabilizar y balancear el estado de ánimo. Algunas de las mejores fuentes son el pescado azul, el salmón, la caballa, las anchoas, las sardinas y el arenque.

Cuando prepares pescado, debes hornearlo o asarlo a la parrilla en lugar de freírlo.

**Meditación**

Al principio era escéptico acerca de la meditación, pero una vez que comencé a utilizarla en mi rutina diaria, ese escepticismo se desvaneció rápidamente.

Ha sido uno de mis métodos favoritos para eliminar las emociones negativas de mi vida y recuperarme con una buena dosis de emociones positivas y espiritualidad.

La meditación trabaja para rejuvenecer tu mente, lo que la hace mucho más resistente cuando surge la negatividad en tu vida. No solo nos libera de todas esas sustancias químicas nocivas, el estrés y la ansiedad en un sentido físico, sino también en un sentido emocional.

**Estar agradecido**

La gratitud, sin importar en qué contexto, siempre tiene el poder de infundir más felicidad en nuestras vidas. Científicamente, le da a nuestro cerebro una gran dosis de dopamina, que es una sustancia química que nos hace sentir bien y borra las emociones y los pensamientos negativos.

**Entrenamiento de la atención plena**

La meditación de la atención plena o el entrenamiento de la atención plena no es explícitamente un dispositivo para la reestructuración cognitiva, sin embargo, es un método extraordinario para prepararte para ser cuidadoso (consciente) con tus pensamientos cuando te encuentras perdido en ellos. La conciencia general del pensamiento es un primer paso fundamental para controlar tu mente.

El entrenamiento de la atención plena incluye elegir un punto focal de atención como la respiración. Durante un número determinado de minutos, te concentras en experimentar el simple acto de respirar para enfocar tu mente.

Una de las técnicas de respiración más accesibles para practicar es la respiración de relajación, también conocida como respiración cuadrada.

Así es como se hace:

. . .

**Paso 1:** Consíguete un lugar tranquilo donde puedas quedarte quieto de 10 a 15 minutos sin distracciones.

**Paso 2:** Toma nota de tu patrón de respiración habitual y verifica cuánto tiempo toma cada inhalación y exhalación.

**Paso 3:** Una vez que tengas la estimación del patrón, incrementa la duración de la respiración hacia adentro y la exhalación en un segundo, básicamente dificultando cada inhalación y exhalación. Cuando te hayas adaptado a la nueva frecuencia más lenta, agrega otro segundo a cada inhalación y exhalación. Si te sientes incómodo o sin aliento, probablemente signifique que estás disminuyendo la velocidad demasiado rápido. Continúa con la respiración lenta continuamente hasta que estés respirando tan lentamente como puedas sin problemas.

**Paso 4:** Una vez que te hayas asentado con una respiración mucho más lenta, explora aguantando después de cada exhalación e inhalación. Estos retrasos pueden ser breves, de un par de segundos, o largos de hasta diez segundos. Sin importar cuánto duren las pausas, ten en cuenta que es probable que debas modificar el ritmo de exhalación e inhalación para seguir respirando sin esfuerzo, sin querer jadear por aire. La estrategia se llama respiración cuadrada porque inicialmente, la inhalación, la exhalación y los dos retrasos estaban destinados a ser de la misma duración. De manera similar, cada lado de un cuadrado tiene la misma medida.

Sea como sea, generalmente no hace una diferencia, siempre que se tomen menos respiraciones por minuto.

**Paso 5:** Configura una alarma y continúa con este ejercicio de diez a quince minutos. Es muy probable que experimentes un aumento en la relajación y una disminución considerable de la angustia.

La estrategia de respiración cuadrada funciona de manera similar a la estrategia de la sonrisa: normalmente, cuando estamos tensos, nuestro cuerpo reacciona aumentando la frecuencia respiratoria y tomamos respiraciones más breves y superficiales. Cuando estamos tranquilos ocurre lo contrario. Al ralentizar la respiración, hacemos que nuestras mentes piensen que estamos relajados y la mayoría de los compuestos neuro-sintéticos relajantes se descargan. La investigación ha indicado que participar en esta estrategia tiene un impacto rápido en el cerebro. Más significativamente, los estudios han demostrado que participar en la respiración cuadrada dos veces al día tiene un nivel de ansiedad constante más bajo en personas propensas al estrés. En cualquier momento, cualquier pensamiento desencadenante de ansiedad viene hacía tu cerebro, lentamente (y sin autocrítica) toma tu mente de vuelta a tomar conciencia de tu respiración.

## 14

## Desarrolla Una Mentalidad Positiva

El estudio de los procesos mentales internos de todo lo que ocurre en tu mente e influye en ella se llama psicología cognitiva. En todo cerebro humano hay percepción, pensamiento, atención, memoria, resolución de problemas, aprendizaje y lenguaje.

La terapia cognitivo-conductual se enfoca en transformar el comportamiento de un paciente al comprender cómo funciona su cerebro y cambiar sus pensamientos. En esencia, los terapeutas suelen centrarse en cambiar la mentalidad de una persona de negativa a positiva.

Quizás sería más fácil para alguien entender lo difícil que es transformar el comportamiento de uno comparándolo con cualquiera que haya hecho una resolución de año nuevo. La mayoría de estas resoluciones se rompen en unas pocas semanas y algunas nunca despegan. La razón de esto es la mentalidad.

La TCC busca ayudar al paciente a realizar cambios duraderos en su comportamiento. Implica invertir en tiempo, emociones y esfuerzo. Según los psicólogos, para crear un cambio permanente en el comportamiento de uno, el individuo debe estar dispuesto a transformar su mente.

**¿Cómo empezar a cambiar su comportamiento?**

Probablemente desees detener el abuso de sustancias, dejar de fumar, deshacerte de tu trastorno alimentario o dejar de procrastinar, ninguna solución funciona para todos. A través de un terapeuta, una persona puede probar diferentes técnicas para lograr sus objetivos.

Los profesionales de la terapia cognitivo-conductual utilizan diversas técnicas y se centran en el objetivo que se fijaron al principio con el paciente. Durante el proceso de la terapia, un paciente puede desanimarse y dejar de intentar cambiar su comportamiento.

Al darse cuenta de esto, el terapeuta debe encontrar formas de mantener al paciente motivado y concentrado.

· · ·

Aunque el cambio no es fácil, los psicólogos han ideado varias formas efectivas de ayudar a las personas a transformar su comportamiento. Los investigadores también han desarrollado teorías que tienen como objetivo explicar cómo se produce el cambio. Si una persona quiere transformar su comportamiento, llegar a comprender los elementos del cambio, las diversas etapas del cambio y cómo trabajar en cada paso, les ayudará a lograr su metas.

**Los elementos del cambio**

Para tener éxito en cambiar el comportamiento de uno, es necesario comprender los elementos más críticos en el cambio de comportamiento.

Estos son:

- Voluntad de cambiar: asegúrate de equiparte con el conocimiento y los recursos para realizar un cambio exitoso y duradero.
- Obstáculos para el cambio: ¿qué cosas actúan como una barrera para tu transformación?
- Espera una recaída: ¿qué factores desencadenantes pueden hacer que vuelva a tu comportamiento?

**Etapas de cambio**

. . .

Uno de los enfoques de transformación más populares es el modelo transteórico o de etapas de cambio que los investigadores introdujeron para ayudar a las personas a dejar de fumar. Los estudios han demostrado que el modelo del paso del cambio es fundamental para comprender cómo un individuo atraviesa el cambio de comportamiento.

Al igual que si la terapia cognitivo-conductual fuera gradual, cambiar bajo este modelo también es gradual. El modelo reconoce la recaída como una parte inevitable de un proceso de cambio a largo plazo. La mayoría de las personas durante las etapas iniciales, las resistencias no están dispuestas a cambiar. Aún así, con el tiempo, desarrollan un enfoque entusiasta y proactivo para el cambio de comportamiento.

La etapa del modelo de cambio ilustra que el cambio es difícil y requiere una progresión gradual y sistemática de pequeños pasos para llevar a los principiantes hacia una meta mayor.

**Etapa 1: Precontemplación**

Esta es la primera etapa para cambiar durante esta etapa inicial, las personas no consideran un cambio y se describen como en negación. Creen que su comportamiento no tiene ningún problema. El desconocimiento del problema y la negación es lo que caracteriza esta etapa inicial.

Algunas personas en esta etapa inicial se sienten resignadas a su estado actual y creen que no tienen control sobre su comportamiento. No comprenden el daño de su comportamiento o están mal informados sobre las consecuencias del mismo. Si te encuentras en esta etapa, comienza por evaluarte haciendo preguntas como:

- Si alguna vez ha intentado cambiar el comportamiento, ¿Cómo se daría cuenta de que tiene un problema?
- Y ¿Qué debe suceder para que consideres que tu comportamiento es un problema?

En esta etapa, un terapeuta:

- Animará al individuo a reevaluar su comportamiento.
- Explicará el riesgo de continuar con dicho comportamiento.
- Fomentará la autorreflexión y la introspección.

**Etapa 2: contemplación**

. . .

Durante esta etapa, las personas se vuelven más conscientes de los beneficios de realizar un cambio y, al mismo tiempo, el costo del reemplazo es más evidente. El conflicto entre los intereses y el costo del cambio puede provocar un estancamiento. La incertidumbre en la etapa de contemplación puede durar meses y, en algunos casos, años. No mucha gente pasa de esta etapa.

Esta etapa se caracteriza por la ambivalencia y las emociones conflictivas. Un individuo puede ver el cambio como un proceso de renunciar a algo en lugar de adquirir beneficios emocionales, físicos y mentales.

Si una persona está contemplando un cambio de comportamiento, la persona necesita preguntarse lo siguiente:

- ¿Por qué necesitan el cambio?
- ¿Qué obstáculos podrían impedirles cambiar?
- ¿Cómo pueden ayudar las cosas a hacer la transición más manejable?

Un terapeuta que ayuda a una persona en esta etapa puede hacer lo siguiente para ayudar:

- Animar al individuo a considerar los pros y los contras del cambio de comportamiento.
- Ayudarlos a confirmar que están listos para cambiar y anímarlos a aumentar su confianza en sus habilidades.

- Ayudarlos a identificar los obstáculos para lograr el cambio.

**Etapa 3: preparación**

Durante la etapa de preparación, un individuo comienza a hacer pequeñas transformaciones para prepararse para cambios más significativos.

Por ejemplo, si tu objetivo es dejar de tomar alcohol, puedes decidir reducir la cantidad que consume. Esto ayudará a reducir el contenido de alcohol en tu cuerpo.

Una persona también puede considerar tomar la terapia más en serio o comenzar a leer materiales de lectura de autoayuda. Para mejorar las posibilidades de realizar un cambio duradero, se alienta a la persona a que tome medidas específicas.

Estos pueden incluir:

- Recopilar información sobre cómo cambiar el comportamiento de uno.
- Elaborar una lista de declaraciones que sean motivando y redactando tus metas.

- Identificar un recurso externo como un grupo de apoyo como el grupo de Alcohólicos Anónimos cerca de ti.
- Asóciate con amigos o consejeros que ofrecen apoyo.

En esta etapa, algunas estrategias que ayudarían incluyen:

- Elaboración de un plan de acción.
- Desarrollar y escribir tus metas.
- Elaborar una lista de afirmaciones que te motiven.

**Etapa 4: Acción**

En la cuarta etapa, las personas comienzan a actuar directamente para lograr sus objetivos. La razón por la que fallan muchas resoluciones es que los individuos no se detienen a pensar mucho en las tres etapas.

Si tomas una resolución y saltas de la etapa inicial a la cuarta etapa, los cambios se darán por vencido antes de lo que pensaba. Si has decidido hacer cambios, recompensarte y felicitarte por los cambios positivos, acéptalo.

. . .

Durante esta etapa, asegúrate de recibir refuerzo y estímulo en cada paso, ya que ayudan a mantener la positividad hacia el cambio.

A menudo comprueba tus motivaciones, tu progreso y tus recursos, para que actualices su compromiso y aumente la confianza en tus habilidades.

**Etapa 5: Mantenimiento**

Esta etapa implica mantenerte alejado de los comportamientos pasados y tus desencadenantes y mantener nuevas prácticas. En esta etapa, un individuo está más seguro de que retiene su cambio, lo que lo alienta a seguir adelante.

Para mantener el comportamiento recién adquirido, debes identificar formas de evitar las tentaciones. Reemplaza tus viejos hábitos por otros nuevos y positivos. Si puedes evitar la recaída con éxito, recompensate, pero en caso de recaída, anímate sigue moviéndote.

Para tener éxito en esta etapa, una persona debe:
1. Pensar en estrategias de afrontamiento ideales para lidiar con tentaciones.
2. Motívate recompensándote por el éxito

. . .

**Etapa 6: Recaída**

Cuando una persona está pasando por un cambio de comportamiento, las recaídas son un lugar común.

Cuando un individuo atraviesa un declive, se sentirá desanimado, frustrado y decepcionado. Para tener éxito, una persona no debe permitir que los contratiempos socaven su confianza en sí misma.

Si un individuo recae, es fundamental que se tome un momento y analizar cuál pudo haber sido la causa de la recaída. Una vez que hayas identificado los desencadenantes, formula una forma de evitar los mismos desencadenantes en el futuro.

Evaluar las técnicas utilizadas, los recursos y el entorno. Elaborar un nuevo plan de acción que te comprometa con tus metas, así como también con la forma de superar las tentaciones en el futuro.

Es esencial saber que las recaídas ocurren en esta etapa, y no debes resistirte a ellas, en su lugar debes formular un plan de acción para el futuro.

. . .

## Cambiar la forma en que procesa la información

Aprender nuevos hábitos es difícil para algunas personas y muy fácil para otras.

Sin embargo, con la mentalidad adecuada, uno puede hacerlo. Todo es cuestión de determinación y de creer que es posible.

Los investigadores dicen que el cerebro es como un plástico. Puede permitir el cambio porque es estático. A medida que avanza en la vida, su mente se modifica. Las experiencias que atravesamos ayudan al cerebro a crecer o a morir. A medida que te enfocas en el cambio, es esencial comprender que el cerebro no está programado, sino que es flexible.

Tu cerebro controla todas las funciones de tu cuerpo, desde cómo funcionan nuestros órganos hasta cómo nos comportamos y vivimos en nuestro entorno. Es fundamental controlar la unidad central del ser humano, la cuál es el cerebro.

El cerebro tiene dos partes distintas, llamadas hemisferios.

Los hemisferios derecho e izquierdo de la mente se enfocan en diferentes cosas. Si te concentras en el panorama general, entonces estás utilizando la región correcta de tu cerebro.

Para centrarte en información lineal y más detallada, se utiliza el hemisferio izquierdo.

Cuando aprendes nuevas habilidades o rutinas, utilizas el hemisferio derecho. Una vez que los métodos se convierten en un hábito, se transfieren al hemisferio izquierdo. El cerebro tiene miles de millones de neuronas que se utilizan para transmitir información a otras partes del cuerpo. Las neuronas se producen continuamente, lo que hace posible que un individuo aprenda nuevas habilidades a cualquier edad. Esto es lo que ayuda a hacer posible el cambio.

15

Identifica Tus Metas

Es esencial tener metas en la vida. Las metas son las que te dan dirección. Si no tienes metas, entonces no tendrás nada por lo que trabajar. Sin embargo, tomarte unos momentos para reflexionar sobre ti mismo y establecer algunas metas puede ayudarte a realizar cambios considerables en tu vida. En general, es fundamental reflexionar sobre ti mismo con regularidad. Debes reconocer dónde te encuentras y hacia dónde te diriges. Al establecer metas, te estás preparando para el éxito y tienes un plan para ti. Te dará más motivación, ya que trabajarás para lograr algo que realmente valoras. Puede ayudarte a sentirte más seguro de ti mismo. Cuando puedas identificar lo que deseas mejorar y tomar medidas para trabajar en ello, te sentirás mejor contigo mismo. Verás que es posible lograr todo lo que te propongas. Para identificar tus objetivos relacionados con la salud mental, primero debes determinar con qué problemas luchas.

Esto podría ser algo que conozcas, o puedes tener signos individuales aquí y allá. Puede que simplemente desees cambiar tu forma de pensar y ser más positivo. Entonces, debes averiguar cómo vas a resolver tus problemas. Luego, puedes considerar cómo quieres cambiar tu vida. Esto podría incluir agregar hábitos, rutinas y ejercicios para ti. Luego, debes reunir todo ese conocimiento y aprender a establecer metas y cumplirlas.

**Identificar los cambios a realizar**

Al comenzar a planificar tus objetivos, es fundamental identificar qué cambios te gustaría realizar. ¿Quieres pensar diferente? ¿Tienes algún hábito particularmente malo que te gustaría cambiar? Considera lo que quieres cambiar sobre ti y estarás listo para dar el otro paso. Es posible que desees cambiar tu forma de pensar, que desees concentrarte más, que decidas que hay algo con lo que tienes dificultades o que quieras cuidar mejor tu salud mental. Independientemente de lo que desees cambiar, es fundamental identificar lo que quieres. Hay muchos aspectos de ti mismo que puedes mejorar.

Es posible que desees trabajar en tu relación contigo mismo. Quizás tengas una visión negativa de ti mismo.

Es posible que te falte confianza en ti y te consideres incapaz de lograr lo que deseas. Tal vez seas demasiado duro contigo mismo y te resulte difícil perdonarte cuando cometes un error. Puedes tener problemas con el diálogo interno negativo y sentirte deprimido siempre en lugar de creer en ti y sentirte capaz. También es posible que solo necesites esforzarte para poder amarte a ti mismo y ser completamente feliz contigo mismo. Quizás te cueste estar solo, pero quieres esforzarte en apreciar tu tiempo a solas y tu independencia.

Quizás desees trabajar en tu relación con los demás. Puedes recibir más de lo que das y esforzarte por ser más amable con los demás. Tal vez tus relaciones sean tensas o tengas una relación en particular en la que quieras trabajar. Es posible que desees comenzar a escuchar más a los demás en lugar de simplemente esperar tu turno para hablar. Quizás desees pasar tiempo con otras personas con más frecuencia. Es posible que desees practicar más actos de bondad al azar hacia los demás. Tal vez desees entablar relaciones más profundas con los demás y trabajar en tu confiabilidad. Es posible que incluso desees reducir tus expectativas de los demás o ser más comprensivo con los demás.

Es posible que desees mejorar tu capacidad de concentración o tu productividad.

Quizás en el trabajo no puedas concentrarte en lo que estás haciendo. Esto puede deberse a varias razones. Tal vez te sientas distraído por algo que te molesta o cedes a la postergación. Tal vez haces varias cosas a la vez y te resulta difícil concentrarte en una sola cosa a la vez. También puede resultarte difícil mantener la concentración durante un período prolongado. O tal vez desees hacer más todos los días. Puedes pasar más tiempo tomando descansos de lo que deseas.

Quizás desees dedicar más tiempo a tu salud mental. Es posible que tengas un problema del que tengas conocimiento y desees solucionarlo.

Quizás necesitas terapia. O puede que no sepas cuál es tu problema y te gustaría averiguarlo. Quizás solo quieras dedicar más tiempo a cuidar de ti mismo.

Es posible que desees pasar tiempo relajándote, meditando o haciendo lo que amas. Tal vez quieras concentrarte en mejorar tu salud física para que tu salud mental también mejore. Es posible que desees educarte a ti mismo de muchas maneras, y es esencial configurarlo en metas para que puedas trabajar para mejorar.

**Resolviendo tus problemas**

Ahora que sabes lo que necesitas cambiar, es hora de hacer un plan para cambiar tu vida. Debes decidir qué deseas hacer para mejorar las áreas en las que deseas realizar cambios. Esto podría modificarse en tu estilo de vida, cambios en tu forma de pensar o hábitos adicionales.

También es posible que desees buscar ayuda de un terapeuta. Hay muchas formas de resolver tus problemas.

Reconocer tus problemas es un primer paso en la dirección correcta, pero debes cumplir con tus objetivos para realizar cambios.

Es posible que primero desees realizar cambios en tu estilo de vida. Si tu objetivo es mejorar tu relación contigo mismo, es posible que desees tomar medidas para pasar más tiempo solo haciendo lo que amas. Si tu objetivo es mejorar tu relación con los demás, es posible que desees programar más tiempo con ellos. Si quieres mejorar tu productividad, puedes comenzar a planificar mejor tu tiempo. Si deseas mejorar tu salud mental, puedes tomarte un tiempo para trabajar en ello y buscar la ayuda de un terapeuta o hacerlo tú mismo.

También es posible que desees modificar tu forma de pensar.

Si deseas mejorar tu relación contigo mismo, puedes comenzar pensando de manera más positiva en ti mismo. Para mejorar tu relación con los demás, puedes comenzar con compasión y comprensión. Expresar esto hacia los demás puede marcar una gran diferencia en la forma en que los ves. Para ser más productivo, puedes comenzar a trabajar en qué tan bien te concentras y comenzar a ver el trabajo de manera diferente. Para mejorar tu salud mental, es posible que simplemente desees pensar de manera más positiva y ser más consciente de tus pensamientos y acciones.

Agregar hábitos puede ayudarte a mejorar tu vida. A menudo son bastante simples, pero tienen un impacto significativo en tu vida y felicidad. Puedes agregar patrones que solo te tomarán unos minutos al día para practicar, pero pueden cambiar completamente tu forma de vida. Con solo tomarte un tiempo para relajarte o aprender a concentrarte, puedes desarrollar habilidades en las que no tenías experiencia. Además, tomarte un tiempo para ti mismo también puede hacerte más feliz y más consciente de tu valor.

Obtener ayuda de un terapeuta también es siempre una gran opción. Por ser un profesional en su campo, podrá ofrecerte los mejores consejos y ayudarte a sentirte mejor. Puede ayudarte a sentirte menos solo y puede brindarte soluciones a tus problemas que quizás ni siquiera hayas considerado. Esta es una buena opción, especialmente si no has podido realizar cambios por tu cuenta. Un terapeuta también podrá ofrecerte una opinión externa sobre ti.

**Haciendo cambios**

. . .

Es bastante sencillo comenzar a cambiar tu forma de vida e implementar ejercicios en tu rutina diaria. Incluso puedes hacerlo sin ningún costo o sin tener que ir a cualquier parte. Puedes mejorar tu salud mental y tu vida en general incorporando algunos hábitos y ejercicios diarios en tu día a día. Hacerlo es una excelente manera de formar una mejor relación contigo mismo y sentirte más feliz. Tu salud mental mejorará y podrás extender tu positividad a los demás creando una mejor relación. Podrás concentrarte mejor y hacer más cosas. Aunque siempre se recomienda la terapia, es posible que no sea tan necesaria como antes si puedes ayudarte a ti mismo a sentirte mejor. Hay algunos ejercicios simples que puedes agregar a tu vida diaria para ayudarte a sentirte mejor y tener un mejor día.

Un gran ejercicio es respirar profundamente. Puedes hacer esto solo o puedes elegir comenzar a meditar. De cualquier manera, te sentirás mucho mejor. Puedes relajarte y concentrar tu atención. También es una excelente manera de dar un paso atrás de cualquier cosa que te hace sentir estresado o ansioso. Tomarte solo unos minutos para hacerlo puede ayudarte. Si estás en un escritorio todo el día, también puedes optar por pararte y estirarte. En lugar de quedarte sentado todo el día, es útil levantarte un momento y moverte un poco. Esto puede mantenerte despierto.

Puede ser saludable tomarte un tiempo para interactuar con los demás. Asegúrate de rodearte de personas que te hagan sentir bien. Idealmente, puedes pasar tiempo con personas que te hagan feliz e incluso que te hagan reír.

. . .

Esto puede mejorar tu estado de ánimo y ayudarte a sentirte más satisfecho. Sin embargo, es igualmente importante pasar tiempo contigo mismo. Aprende a apreciar el tiempo a solas y a reconocer la diferencia entre estar solo y sentirte solo. Debes sentirte cómodo contigo mismo, ya que estará allí donde quiera que vayas. Es posible que desees un pasatiempo tranquilo al que puedas dedicar tiempo, como leer, correr, escuchar música o tejer.

Estas son excelentes maneras de tener algo de tiempo para hacer algo que te guste.

También puedes incorporar ejercicio físico a tu rutina. El yoga puede ser una excelente manera de relajarte y aliviar el estrés. Andar en bicicleta y correr pueden ser excelentes maneras de salir y disfrutar de la naturaleza mientras te mueves. Hay muchas clases que puedes tomar; puedes obtener una membresía de gimnasio o probar en casa entrenamientos. Cualquiera que sea la forma que funcione para ti, es la mejor. No importa cómo te ejercites. Lo que importa es que lo disfrutes. Además, incluso puedes conocer a otras personas como tú que también disfrutan de lo que haces. Esta puede ser una excelente manera de hacer nuevos amigos mientras haces algo que amas y haces ejercicio. También puedes darte algo en lo que te puedas concentrar y te sentirás mejor contigo mismo.

## Conclusión

Hay un dicho común que dice que la salud es riqueza y, si bien este es el caso, también indica que la salud mental es riqueza. La dolencia más común que tenemos en el mundo en el que vivimos hoy en día es la que está afiliada a la salud mental, y esta se etiqueta como la enfermedad mortal debido a la forma en que encoge a uno a un estado de enfermedad.

Otro factor que requirió la permanencia de la TCC es el suicidio. El aumento del suicidio a lo largo de los años se ha declarado alarmante. La organización científica y profesional de psicólogos estadounidenses ha dicho que una de las enfermedades mortales del mundo es el suicidio. Esto es así porque la gente rara vez habla de las áreas de su salud mental que les están causando problemas.

La TCC surgió como una especie de terapia para hacer que esas personas sintieran la necesidad de hablar sobre lo que les molesta, con la intención de encontrar una solución a esos problemas.

Se realizaron muchas investigaciones sobre la mayoría de los problemas de salud mental relacionados con esto. Se ha descubierto que si no se manejan y cuidan bien, es probable que causen la muerte, y esto es casi lo mismo que causa el suicidio. Cabe señalar que muchos de los problemas de salud mental que se destacan en esta lectura son tales que podrían conducir a pensamientos suicidas si no se manejan bien, y es por eso que las personas deben empezar a pensar dos veces sobre los beneficios de la TCC como medio para vivir una vida mejor.

Muchas personas se han preguntado cómo pueden superar su trauma de salud mental. Muchas personas tienen un problema de salud mental, pero tienen miedo de que las etiqueten si es que tienen que hablar con un terapeuta y dejar que las ayude. Hay una mayor cantidad de casos de suicidio cada año, y la depresión en sí misma no está cediendo a una rescisión.

Mientras hablamos, en los Estados Unidos de América, uno de los mayores asesinos de vidas humanas está afiliado a la salud mental, y esta es la razón por la que mucha gente necesita mayor sensibilización sobre el tema porque no se sabe quién podría estar pasando por un trauma.

Los traumas son parte de la vida humana, no hay forma de que nuestras vidas estén completas. Pero siendo así, tenemos el deber de poder continuar con nuestras vidas independientemente del tipo de trauma que podamos estar enfrentando. Es por eso que contamos con la Terapia Cognitivo-Conductual y todos sus procesos para ayudar con nuestra salud mental.

Lo primero que todos tenemos que dejar de lado es lo que la gente piensa de nosotros. Si tienes un problema de salud mental con el que te encantaría que te ayudara un terapeuta, has tomado el primer paso para tener una vida mejor. Estás mucho mejor que una persona que está de pie en medio de la multitud y tiene un pensamiento suicida o depresivo.

Cuando finalmente optes por la terapia TCC, es aconsejable ser cauteloso con tu tiempo al establecer metas y describir qué tan temprano deseas redondear todo el programa. Eres mucho mejor de lo que solías ser.

Con base en la situación y los enfoques que se definen como terapia cognitiva o terapia cognitivo-conductual, la presencia y relevancia del adjetivo conductual también refleja en parte el peso que se le da a los principios y procedimientos de derivación conductual directa.

Lo que une a todos los enfoques que reconocen la definición de terapia cognitiva es el énfasis común en las estructuras de significado y el procesamiento de la información y, por lo tanto, el reconocimiento de la variable cognitiva como la explicación predominante de los fenómenos clínicos. Además, independientemente de las diferencias en los procedimientos, el método de tratamiento siempre implica la manipulación de la variable cognitiva como principal herramienta de cambio.

Así es como llegamos al final de esta guía, esperando que te pueda ayudar a lograr los objetivos que tienes para ti. Recuerda que aunque muchos de los consejos que te estoy dando pueden ayudarte, después de un tiempo puede que sientas que sigues igual que cuando lo empezaste, no te preocupes, puedes seguirlo intentando o en su debido caso también puedes pedir ayuda de un terapeuta. No olvides que mientras quieras lo vas a poder lograr, puede que no sea un camino fácil pero lo vas a conseguir.

www.ingramcontent.com/pod-product-compliance
Lightning Source LLC
La Vergne TN
LVHW021719060526
838200LV00050B/2750